Wenn Worte fehlen

Therapiehund Quedo im Hospiz

Stefan Knobel

Dogs&Jobs

Bibliografische Information der Deutschen Nationalbibliothek:
Die Deutsche Nationalbibliothek verzeichnet diese Publikation in der Deutschen Nationalbibliografie; detaillierte bibliografische Dateien sind im Internet über http://dnb.dnb.de abrufbar.

Buch- und Coverdesign: Yes!Design

ISBN: 978-3-944473-19-2

Erste Auflage: Dezember 2016

Inhalt

Wie alles begann… 1

Mein Name ist Stefan Knobel und ich wurde im Jahr 1975 im schönen Rheinland geboren. Die Liebe zu Tieren ist mir in die Wiege gelegt worden. Mein Vater war ein Freund der Kanarienvögel. Gemeinsam mit meinem Bruder konnte ich im Laufe meiner Jugend neben den Kanarienvögeln auch Wellensittiche, Zebrafinken und Zierfische zu meinen geliebten Haustieren zählen. An einen Hund war in meiner Jugend nicht zu denken. Zwergkaninchen hatte ich, an denen ich zumindest schon mal das Führen an der Leine ausprobieren konnte. Ein Bild, das ich hier sicher nicht näher erläutern muss, das in der Nachbarschaft aber sicher den einen oder anderen zum Schmunzeln brachte.

Nachdem ich heute auf fast elf Jahre Hundeerfahrung zurückblicken kann, wundert es mich, dass meine Begeisterung für Hunde, speziell für die Rasse Golden Retriever, erst spät entfacht wurde. Dass ich nun ein Buch schreiben kann, habe ich im Grunde einem guten Freund aus Salzburg zu verdanken, den ich bei einem gemeinsamen Urlaub in Griechenland kennenlernen durfte. Ohne Manfreds Einladung zu sich nach Salzburg, einer wunderschönen Stadt, und seinen drei Golden-Retriever-Damen, mit denen ich eine Woche verbringen durfte, wäre mein Leben vielleicht anders verlaufen. Am 29. Juni 2005 wurde Fynn, mein erster Golden Retriever, geboren und eine wunderbare Hund-Mensch-Beziehung begann.

Das Jahr 2008 hingegen hielt keinen guten Start für mich bereit. Im Januar verstarb mein Vater und im Mai wurde ich nach einer fast 9-jährigen Beziehung verlassen. Daraufhin gab ich Fynn zurück zu seinem Züchter. Heute hätte ich sicher anders gehandelt, aber vor acht Jahren fiel ich in ein tiefes Loch. Fynn wurde vom Züchter am 1. Mai abgeholt und neu vermittelt. Am gleichen Tag habe ich meine Sachen gepackt und den Start in ein neues Leben gewagt. Die Trennung von meinem Partner habe ich irgendwann verkraftet. Der Schmerz, den eigenen Hund abgegeben zu haben, den man als Welpe aufgenommen hatte, saß hingegen tief.

Emotional gefestigt und in einer neuen Beziehung dachte ich in den folgenden Jahren regelmäßig zum 1. Mai an die Abgabe Fynns. Ich wusste mittlerweile, dass er ein gutes neues Zuhause gefunden hatte, und hielt auch per E-Mail Kontakt zu seiner neuen Familie. Aber wie heißt es so schön? Einmal Retriever, immer Retriever. Im Internet habe ich nach Züchtern Ausschau gehalten.

Im Frühjahr 2010 bin ich dann auf Frau Steiner, eine Züchterin von Golden Retrievern, gestoßen, aus deren Zucht schon mehrere Assistenzhunde, Therapiehunde, Epilepsie- und Diabetikerwarnhunde hervorgegangen sind. Bis zu diesem Zeitpunkt war mir selbst nicht klar, was ein Therapiehund eigentlich ist oder was er macht.

Ich recherchierte im Internet und befasste mich mit Literatur. Dabei reifte in mir der Gedanke, meinen Beruf als Sozialpädagoge mit meiner Liebe zu Hunden verbinden zu können – mit einer Ausbildung zum Therapiehundeteam.

2
Aller Anfang ist schwer

Der Gedanke an die Ausbildung zu einem Therapiehundeteam beflügelte mich auf der Suche nach einem geeigneten Hund und einer entsprechenden Ausbildungsstätte. Beim Durchforsten des Internets nach Angeboten zur Ausbildung von Therapiehundeteams stößt man allerdings auf eine Fülle von Vereinen, die der Meinung sind, ein Therapiehund ist nach einem Wochenendseminar fertig ausgebildet. Aus der heutigen Sicht völlig unverantwortlich, doch 2010 musste ich auf mein Bauchgefühl hören und landete letztendlich glücklicherweise beim DATB e. V., dem Deutschen Ausbildungsverein für Therapie- und Behindertenbegleithunde. Ausschlaggebend war der Dog Day in Düsseldorf, ein Hunde-Event, auf dem der DATB e. V. einen Stand hatte, an dem über die tiergestützte Therapie informiert wurde. Das persönliche Gespräch und die Präsentation hatten mich überzeugt, sodass ich mich für die Ausbildung beim DATB e. V. entschied und voller Vorfreude auf den Start wartete.

Ich arbeitete zu dieser Zeit in einem Wohnhaus für Kinder und Jugendliche der Behindertenhilfe und stellte der Einrichtungsleitung mein Projekt vor. Es war wichtig, dass ich zukünftig meinen Hund mit zur Arbeit nehmen konnte. Noch einmal wollte ich den Schmerz, ein Tier abgeben zu müssen, nicht erleben, und deshalb hatte für mich die Tatsache, einen Hund ohne Hindernisse oder Einschränkungen halten zu können, Priorität. Mein Chef war von dem Projekt sehr begeistert und stimmte zu – unter der Voraussetzung, dass mein Team und vor allem die Eltern der Kinder meiner Gruppe damit einverstanden waren.

Zwei der Kinder meiner Gruppe hatten große Angst, sowohl vor Hunden als auch vor anderen Tieren. Eine Kollegin hatte zu Hunden kein gutes Verhältnis – sicher nicht die besten Bedingungen, aber zu diesem Zeitpunkt war ich bereits fest entschlossen, das Projekt „Ausbildung zum Therapiehundeteam“ durchzuziehen.

Mein Team war – abgesehen von Bärbel, die, wie erwähnt, keine große Sympathie für Hunde hegte – von dem Projekt begeistert. Doch auch Bärbel arrangierte sich schließlich. An dieser Stelle möchte ich ihr nochmals dafür danken, ebenso wie den Eltern der Kinder mit Hundephobien, die die Einverständniserklärung auch bereitwillig unterschrieben. Das war ein besonders schwerer Gang für mich, aber gleichzeitig auch die Chance für die Kinder, die Angst vor Hunden verlieren zu können. Die Tatsache, dass ein Welpe in die Gruppe einziehen würde, dem sie beim Wachsen zuschauen könnten, hatte sie letztendlich überzeugt.

Was mir jetzt noch fehlte, war ein Hund – der entscheidende Faktor bei der Arbeit im Therapiehundeteam. Er sollte meine große Liebe werden.

Hin- und hergerissen war ich bei der Frage, ob es wieder ein Welpe sein sollte oder ein erwachsener Hund. Mit Fynn, meinem ersten Hund, hatte ich wunderbare Monate als Welpe erlebt. Allerdings darf man auch nicht verschweigen, dass ein Welpe viel Arbeit bedeutet und einem gerade in den ersten Wochen schlaflose Nächte beschert, bis er stubenrein ist. Der unglückliche Umstand, dass ich einen damals dreijährigen Hund abgeben musste, ist leider kein Einzelfall. Über die Homepage des Deutschen Retriever Clubs DRC e. V. zum Beispiel werden tolle Retriever vermittelt, die bereits den Kinderschuhen entwachsen sind.

Viele Gespräche mit hundeerfahrenen Freunden brachten schließlich die Entscheidung für einen Welpen von einem Züchter. Nichts für ungut: Es werden sicherlich tolle erwachsene Retriever vermittelt. Aber die Gefahr, dass der Hund bereits in seiner Sozialisation als Junghund negative Erfahrungen mit Kindern oder auch Senioren erlebt haben könnte, war einfach zu groß, was ein Scheitern in der Ausbildung hätte bedeuten können.

Nach reichlicher Recherche im Internet nach aktuellen wie geplanten Würfen bei Golden Retrievern und dem Austausch mit verschiedenen Züchtern war ich letztlich wieder bei Frau Steiner in Niedersachsen angelangt.

Ein Golden Retriever sollte es sein, aber wie ich durch einschlägige Literatur erfahren hatte, eignet sich nicht jeder Retriever für die tiergestützte Therapie – obwohl er im Volksmund doch als so kinderlieber Hund gilt. Deshalb musste ich der Erfahrung von Frau Steiner vertrauen, um einen passenden Welpen für die Ausbildung zu bekommen.

Frau Steiner züchtet seit vielen Jahren Golden Retriever, die schließlich eine Ausbildung absolvieren. Der erste Termin bei ihr war sehr aufregend. Nach etwa zweieinhalb Stunden Autofahrt erreichte ich das kleine Dorf Dassel. Ein ganzes Rudel Hunde empfing mich an der Tür, und Frau Steiner hieß mich in ihrem belebten Haus willkommen. Das Ganze fühlte sich ein wenig an wie ein Vorstellungsgespräch und das Ergebnis, dass ich einen Welpen haben könnte, war einfach wunderbar.

Zu dem Zeitpunkt war die Hündin noch trächtig und das lange Warten begann. Im ständigen Austausch mit der Züchterin konnte ich mich zu Hause langsam auf meinen neuen Mitbewohner vorbereiten. Der Wurf war für Ende August 2010 geplant. Ich beantragte für Ende Oktober Urlaub, denn dann würde mein tierischer Partner zu mir ziehen. Drei Wochen Urlaub waren möglich und auch nötig, um mich voll und ganz dem Neuzugang widmen zu können.

Am 20. August 2010 war es dann so weit: Der Q-Wurf von Frau Steiner erblickte das Licht der Welt. Es waren drei gesunde Hündinnen und zwei muntere Rüden, und auch die Mutter war wohlauf. Überglücklich war ich, dass einer der beiden Rüden mein Welpe werden würde. Schon am 24. August 2010 durfte ich zum ersten Mal die Welpen besuchen. Das ist sicherlich ein Punkt, den viele Züchter nicht verstehen, da die Welpen anfangs noch keinen Immunschutz haben. Frau Steiner aber war der Meinung, dass der frühe Kontakt zwischen dem Welpen und mir wichtig sei, um eine enge Beziehung für die spätere Arbeit aufbauen zu können.

So machte ich mich also an dem besagten Tag auf in Richtung Dassel. Sie können sicher verstehen, dass die Fahrt viel zu lange dauerte. So lange hatte ich auf diesen Moment gewartet. Viele Gedanken gingen mir auf der Fahrt durch den Kopf. Ich erinnerte mich an den letzten Spaziergang am Rhein mit Fynn, bevor ich ihn abgeben musste. Geweint, schrecklich geweint habe ich damals am Rhein und auch an dem Tag, als Fynn vom Züchter schließlich abgeholt wurde. Und nun war ich nach zweieinhalb Jahren unter völlig neuen Voraussetzungen wieder auf dem Weg zum Züchter. Als ich endlich in Dassel ankam, tummelten sich fünf Welpen in der Welpenkiste und ich durfte den Rüden mit dem blauen Punkt auf dem Po in meinen Armen halten. Seine Augen und Ohren waren noch geschlossen, nur das Näschen bewegte sich und schnüffelte neugierig an meinem Ohr. Schon beim ersten Termin war entschieden, welchen Weg der zu diesem Zeitpunkt noch namenlose Rüde blau gehen würde.

In einem sogenannten 24-Stunden-Test, der mit Welpen 24 Stunden nach der Geburt durchgeführt wird, wurde festgestellt, dass der Welpe mit dem blauen Punkt als Therapiehund geeignet sei. Unter anderem geht es bei diesem Test darum, welcher Welpe wann an der Milchbar der Mutter ist. Der erste Welpe, der seine Wurfgeschwister wegschubst, scheidet aufgrund zu hoher Dominanz aus, ebenso wie der Welpe, der als Letzter die Zitze erreicht. Der geeignete Welpe für die Ausbildung befindet sich also in der goldenen Mitte der hungrigen Schar.

In den nächsten acht Wochen habe ich den Weg nach Dassel regelmäßig auf mich genommen, um die Bindung zum Welpen zu stärken. Von Woche zu Woche wurden die Fellknäuel aktiver. Mittlerweile hatte Frau Steiner die Benennung der Welpen von Farbklecksen in Namen umgewandelt. Bei diesem Wurf handelte es sich um den Q-Wurf. Die Züchter beginnen bei dem Buchstaben A in der Zucht. Die Welpen des Q-Wurfs erhielten also einen Zwingernamen mit dem Buchstaben „Q“. Der Rüde blau bekam den Namen Quedo of Chrisemma. Quedo kommt aus dem Spanischen und heißt „leise, ruhig“ bzw. „ich bleibe“. Beide Übersetzungen sind mehr als passend für einen Therapiehund, sodass Quedo, gesprochen Kedo, als Rufname auch übernommen worden ist. Auf dem Hundeplatz ist der Name Quedo garantiert einmalig.

Quedos zukünftiges Heim wurde mit allen möglichen Hundeutensilien ausgestattet, mein letzter Arbeitstag vor dem Urlaub nahte und die Vorfreude auf den großen Tag der Abholung stieg ins Unermessliche.

3 Ein Welpe verändert den Alltag

Am 20. Oktober 2010 war es endlich so weit: Der große Tag war gekommen, an dem Quedo in sein neues Zuhause kommen sollte. Die Nacht zuvor hatte ich vor Aufregung kaum ein Auge zugetan und war deshalb schon früh wach. Das geht mir vor besonderen Ereignissen übrigens oft so, dass ich eine schlaflose Nacht habe. Doch so konnte ich schon früh alle nötigen Dinge wie den Wassernapf für unterwegs, eine Decke und Handtücher einpacken.

Gut gestärkt ging es mit dem Auto nach Dassel in Niedersachsen. Mein Freund war zur Unterstützung dabei, denn spätestens auf der Rückfahrt hätte es alleine nicht mehr funktioniert. Bei Frau Steiner waren schon viele Welpen ab der achten Woche abgeholt worden.

Zuerst wurde das Schriftliche geregelt und der Vertrag unterschrieben, bevor wir das kleine Fellknäuel mitnehmen konnten. Für einen Züchter ist es nach achtwöchiger Fürsorge sicher nicht einfach, die Welpen an die Käufer zu übergeben, und auch wir ließen winkend ein paar Tränen zurück.

Zuerst hatte ich Quedo auf meinem Schoß. Der kleine Welpe war ganz aufgeregt, wurde im Laufe der Fahrt aber ruhiger und machte es sich im Fußraum gemütlich. Okay, manche Dinge verdrängt man im Nachhinein: Quedo hatte sich einmal im Auto übergeben – es war alles ein bisschen viel für den kleinen Zwerg. Bei einer Pause an einem Rastplatz konnte Quedo sich erleichtern und ein bisschen schnüffeln. Dann ging es nach Düsseldorf.

Wie schon erwähnt, hatte ich mir drei Wochen Urlaub genommen und das war auch wirklich nötig. Stubenreinheit war für Quedo ein Fremdwort. Welpen müssen sich eigentlich ständig lösen – nach dem Schlafen, nach dem Fressen, nach dem Spielen. Immer wieder passierte es am Tag, dass er in der Wohnung Pfützen hinterließ. In diesen Momenten musste ich mir selbst eingestehen, dass ich nicht aufgepasst hatte. Schon bei den ersten Anzeichen hieß es, schnell den kleinen Welpen hochzuheben, was den Harnfluss stoppt und ihn schnell hinaus auf die Straße zu bringen. Und dann das Wichtigste: Man muss in euphorische Jubelschreie ausbrechen, um den Lösegang zu loben.

Die ersten Nächte hat Quedo neben mir am Bett geschlafen und sich etwa alle zwei Stunden gemeldet. Mir ist Schlaf sehr wichtig und dementsprechend sah ich auch nach einer Woche aus. Fix und fertig. So langsam ging es aber aufwärts und der kleine Quedo hielt die Nacht durch.

Noch bevor Quedo ins Haus kam, hatte ich mich nach Hundeschulen erkundigt. Probeweise nahmen wir an verschiedenen Welpengruppen teil und landeten letztendlich beim DRC e. V., dem Deutschen Retriever Club. Dort besuchten wir die Welpengruppe, die Junghunde-Gruppe und die Begleithunde-Gruppe. Es war eine schöne Zeit, in der Freundschaften entstanden sind, die heute noch bestehen.

Gefühlt habe ich mich in den Hundegruppen teils wie ein Exot – der Retriever an sich wird oft als Zucht-, Ausstellungs- bzw. Jagdhund gehalten. Jemand, der mit seinem Golden Retriever eine Ausbildung zum Therapiehundeteam macht, schien eher die Ausnahme zu sein.

Die erste Zeit bis zur 15. Lebenswoche wird beim Hund die Prägungsphase genannt, alles Positive wie Negative, das der Hund in dieser Zeit erfährt, vergisst er sein Leben lang nicht. Das hatte zur Folge, dass wir viel unternommen haben: Straßenbahn- und Busfahrten, das Nutzen von Aufzügen und Rolltreppen, Bummeln in der Innenstadt, viele Menschen und Straßengeräusche erleben.

Wir wohnen direkt am Rhein, dementsprechend waren auch die ersten Kontakte mit Wasser und eine Fahrt mit der Autofähre echte Abenteuer für Quedo. Auch wenn der Retriever an sich ja einst für das Apportieren von Enten aus dem Wasser bei der Jagd gezüchtet wurde, war Quedo anfangs sehr zögerlich, was das Schwimmen anging. Heute ist Quedo speziell im Sommer kaum aus dem Wasser zu bekommen, typisch Retriever halt.

Neben der Hundeschule hatten wir Einzelstunden bei Filiz, die zur damaligen Zeit Mitglied beim DATB e. V. und selbst im Rollstuhl sitzend im Besitz von eigenen Assistenzhunden war. Filiz hatte ich zum ersten Mal bei meiner ersten Begegnung mit dem DATB e. V. auf dem Dog Event mit ihrer Bühnen-Show gesehen und war schwer begeistert von ihren Hunden. Danach hatte ich sie privat auf der Messe Rehacare in Düsseldorf getroffen und sie angesprochen. Ohne zu zögern bot sie damals ihre Hilfe beim Training an.

An ihren ersten Besuch bei mir daheim erinnere ich mich, als wenn es gestern gewesen wäre. Filiz setzte sich aus ihrem Rollstuhl auf den Boden und begegnete Quedo auf Augenhöhe. Wie ein Welpe nun mal so ist, war das für ihn ein Zeichen zum Spielen. Das ließ Filiz bis zu einer Grenze, die ihr ihr Körper aufzeigte, zu – und das gab sie dem quirligen Welpen deutlich zu verstehen. Filiz hat mich speziell im ersten Jahr bei der Erziehung und beim Training bis zur Begleit- und Verkehrsprüfung sehr unterstützt, was ich ihr auch nicht vergessen werde. Auch ihr möchte ich hier noch einmal Danke sagen. Danke, Filiz.

Die drei Wochen Urlaub waren schnell vorbei und es ging wieder an die Arbeit. Meine Dienste im Kinder- und Jugendwohnhaus als Gruppenbetreuer waren in Früh-, Spät- und Wochenenddienste aufgeteilt. In meinem Urlaub hatte ich die Wohngruppe mit Quedo besucht, und sowohl die Kinder als auch die Kollegen waren schnell hin und weg von dem kleinen Eisbär. Sogar Jasmine, das Mädchen mit der Hundephobie, zeigte schon beim ersten Kontakt Interesse am Hund – zunächst mit großer Distanz.

Im Büro sollte Quedos Decke zu den Dienstzeiten unter dem Schreibtisch liegen, um ihm Rückzug und Schutz zu bieten. Die Kinder mussten lernen, dass Quedo im Büro nicht gestört werden durfte. Für mich war von Anfang an klar, dass die Kinder und Quedo nie unbeaufsichtigt aufeinandertreffen dürfen. Letztendlich ist er immer noch ein Tier, das sich wahrscheinlich wehren würde, sobald es in Bedrängnis gerät. Und das durfte auf gar keinen Fall passieren.

Meine kurzen Frühdienste waren ideal zur Eingewöhnung, bei den längeren Spät- sowie Wochenenddiensten hatte ich tolle Kollegen, die es mir ermöglicht haben, mit Quedo die nötigen Spaziergänge zu machen und die auch die von Zeit zu Zeit vorkommenden Pfützen im Haus mit Verständnis hinnahmen, wenn der Abstand zum letzten Gassigang zu lang war. Nebenbei waren meine Dienstzeiten auch ideal, um an den Trainingseinheiten beim DRC e. V. am Vormittag teilzunehmen. Dabei kann einem schon die Frage kommen, ob nur Hausfrauen und Menschen im Schichtdienst Hunde haben bzw. erziehen, denn wer kann sonst am Vormittag die Hundeschule besuchen? Am Abend konnte ich leider keine Trainingstermine wahrnehmen, da meine Spätdienste bis 20:00 Uhr oder 22:00 Uhr dauerten und so eine regelmäßige Teilnahme nicht möglich gewesen wäre. Der Grundgehorsam des Hundes ist die Voraussetzung für die Ausbildung zum Therapiehund und das schien bei Quedo kein leichter Weg zu werden. Er war und ist ein Dickkopf und der musste erst mal gezähmt werden.

4

Ohne Fleiß kein Preis

Die Vorbereitung auf die Begleit- und Verkehrshundeprüfung, unsere erste Prüfung, hatte höchste Priorität. Sie gilt als Voraussetzung für den Start in die Ausbildung zum Therapiehundeteam. Im Sommer 2011 fragten wir zudem bei einem Altenheim in der Nachbarschaft an, ob Interesse an einem tiergestützten Angebot besteht. Das Gespräch mit dem Leiter des Sozialen Dienstes verlief anfangs recht holprig, da er meinte, er hätte ja jeden Tag Hunde im Haus. Daraufhin erwiderte ich, dass Quedo schließlich in der Ausbildung sei und ich als Sozialpädagoge mit dem Hund nach einem Konzept arbeite, was man nicht mit der Oma von nebenan vergleichen könnte, die ihren Dackel über die Etagen ausführt.

Im Ergebnis war das Heim unser erster externer Einsatzort. Zu diesem Zeitpunkt war die Seniorenhilfe noch ein ebenso neuer wie unbekannter Arbeitsbereich für mich und deshalb war ich sehr froh über die Praxiserfahrung in der Altenhilfe. Vereinbart wurden wöchentliche Gruppeneinsätze, speziell mit Senioren mit einer Demenzerkrankung.

In der Hundeschule waren wir mittlerweile in der Begleit- und Verkehrshundegruppe angekommen und beim Einzeltraining wurde besonderes Gewicht auf das Bei-Fuß-Gehen mit und ohne Leine im langsamen, normalen und schnellen Tempo gelegt. Gerade in dieser Disziplin fehlte es Quedo immer noch an ständiger Konzentration sowie an Gehorsam. Wenn er abgelenkt war, konnte es passieren, dass sich Quedo dem Kommando „Bei Fuß" entzog. Keine schöne Situation. Ich kann mich an ein Training im Park erinnern, in der Quedo „retrievermäßig" den fließenden Bach dem Training vorzog. Nun gut, die Hundetrainer meinten, es lag auch an mir. Also mussten wir beide noch viel an uns arbeiten.

Am 2. September 2011 ging es dann am frühen Morgen Richtung Ausbildungsstätte des DATB e. V. Es stand ein Wochenende mit vollem Programm bevor: Begleit- und Verkehrshundeprüfung, Eingangsprüfung, Seminarbeginn. Rückblickend war es für mich nur ein großer Parcours, bei dem es galt, in zahlreichen Runden den Grundgehorsam des Hundes unter den Augen der Richter zu präsentieren. Meine eigene Nervosität bei Prüfungen ist enorm. Wie man weiß, ist dies bei Hunden unvorteilhaft, weil sich die Nervosität vom Herrchen auf den Hund übertragen kann. Zum Glück hatte ich Quedo an meiner Seite, der mich bei den Prüfungen nicht enttäuschte.

Die Begleit- und Verkehrshundeprüfung hatten Quedo und ich überstanden, da folgte die Eingangsprüfung. Das ist die erste Prüfung in der Ausbildung von Mensch und Hund zum Therapiehundeteam. Hier geht es darum, festzustellen, ob der Hund überhaupt für die tiergestützte Therapie geeignet ist. Obwohl ich Quedo speziell für diese

Aufgabe ausgesucht hatte, war die Prüfung entscheidend für unseren gemeinsamen weiteren Weg. Der Therapiehund muss den Menschen zugewandt sein, er muss sich ohne Aggressionen anfassen lassen und sich auch von der Richterin fest umklammern lassen. Man spricht beim Hund gerne vom „Will to Please“, das heißt, der Hund tut alles dafür, um seinem Herrchen zu gefallen, und davon hat Quedo ausreichend.

Durch intensives Training im Vorfeld, bei dem wir das Stehen auf einem Tisch geübt hatten und Quedo sich wie beim Tierarzt untersuchen lassen musste, absolvierten wir die Eingangsprüfung erfolgreich und starteten somit am 4. September 2011 hoffnungsvoll in das Seminar. Während unserer Seminarwochenenden hatten wir ein Zimmer in der Nachbarschaft angemietet und konnten so ausgeschlafen mit sechs anderen Teams unseren ersten Tag bestreiten. Es war eine lustige Hundetruppe zusammengekommen, was wieder belegt, dass es nicht mehr nur eine Rasse gibt, die sich als Therapiehund eignet. Neben einem weiteren Golden Retriever, Tomte, der lustigerweise Quedos Bruder ist (beide stammen aus dem Q-Wurf von Frau Steiner, wobei seine Besitzer seinen Wurfnamen in Tomte änderten), gab es eine Australian-Shepherd-Hündin, eine Berner-Sennen-Hündin, eine Cocker-Spaniel-Dame, sowie Emma, eine Französische Bulldogge, im Seminar.

Die Ausbildung zum Therapiehundeteam verlief in Wochenendseminaren mit insgesamt 184 Unterrichtsstunden in Theorie und Praxis. Das Training zum

Grundgehorsam nimmt dabei auch in den Praxiseinheiten weiterhin einen großen Raum ein. In der Theorie gibt es Ausflüge in die Soziologie, Hygiene oder Humanpsychologie, um nur einen Teil der Themen zu nennen.

Nach den ersten Seminarwochenenden wurden Referate verteilt. Da ich bereits erste Erfahrungen in der tiergestützten Therapie in der Altenhilfe bei Senioren mit Demenzerkrankungen sammeln konnte, entschied ich mich für das Thema „Therapiehunde im Altenheim". Dies galt es in den nächsten Wochen vorzubereiten. Die Seminarwochenenden fanden einmal im Monat statt, sodass in den Wochen dazwischen genügend Zeit war, die Praxis und die Theorie zu verinnerlichen und zu festigen. Rückblickend ist mir ein Thema sehr stark in der Erinnerung geblieben: die Stress- und Beschwichtigungssignale beim Hund. Gerade in der Arbeit mit dem eigenen Tier ist es wichtig, dessen Körpersprache lesen zu können.

Es gab Einsätze in einem großen Stuhlkreis mit Senioren, bei denen Quedo gegen Ende deutlich Übersprungshandlungen zeigte. Das soll heißen, er machte anstatt Sitz Platz oder Knicks und führte damit Kommandos, die er aus dem Effeff konnte, nicht mehr aus. Er leckte sich häufig über den Fang und gähnte. Das sind Stresssignale, die mir gezeigt haben, dass Quedo unter großer Anspannung stand. Daraufhin war erst einmal Schluss, denn nichts geht über die Gesundheit meines Hundes. Die Freude an der Arbeit ist außerdem die Voraussetzung für ein erfolgreiches Team.

Im April 2012 stand die nächste Prüfung an, die Basisprüfung, bei der speziell wieder der Grundgehorsam des Hundes geprüft wurde. Die Vokabeln „Parcours“ und „Bei-Fuß-Gehen“ konnte ich nicht mehr hören, vor allem auch, weil Quedo oftmals mehr an seiner Umwelt interessiert war als an mir und ich Probleme damit hatte, seine Aufmerksamkeit wieder auf mich zu ziehen. Das bestätigte mir dann auch noch die Seminarleitung, was die Frustration nur noch steigen ließ. Prüfungen zu absolvieren gehörte nicht zu unseren Lieblingsbeschäftigungen und dementsprechend war die Nervosität immer recht hoch. Aber auch diese Hürde konnten wir meistern und so ging die Ausbildung mit bestandener Basisprüfung in den letzten Abschnitt.

Für die Abschlussprüfung mussten Quedo und ich noch viel lernen. Neben der praktischen Prüfung in einem Altenheim gehörte der schriftliche Test zur letzten Prüfung der Ausbildung, bei der mir Quedo allerdings nicht wirklich helfen konnte.

Am 20. Juli 2012 traten wir dann zu den letzten Prüfungen an. Für den praktischen Teil ging es ins Altenheim. Durch meine bisherige Erfahrung in der Altenhilfe war die Angst diesmal gar nicht so hoch. In einem Raum gab es einen Stuhlkreis, der mit Bewohnern des Hauses besetzt war. Für uns als Prüflinge war es wichtig, den Raum vorher nicht zu betreten. Das schrieb die Prüfungsordnung vor. Ein Kandidatenteam nach dem anderen wurde einzeln aufgerufen und musste die gestellten Aufgaben mit Bewohnern und Richtern erfüllen.

Neben der Kontaktaufnahme mit den Bewohnern wurde Quedo zum Beispiel auch von anderen durch den Stuhlkreis geführt, ohne mein Beisein. Das war ungewohnt und hat mich sehr verunsichert. Es schien aber gut gelaufen zu sein. Dann wurde Quedo von der am Boden sitzenden Richterin mit Armen und Beinen grobmotorisch umklammert und in die Bauchseite gekniffen. Das hört sich erst einmal schlimm an, aber auch das muss ein geprüfter Therapiehund ohne Aggressionen aushalten. Im Einsatz bin ich natürlich als Hundehalter dafür verantwortlich, dass ihm kein Schaden zugefügt wird.

Ein weiterer Prüfungspunkt war die folgende Situation: Die Richterin ging auf Gehhilfen gebeugt dem Hund entgegen und starrte ihm in die Augen. Mittlerweile befanden sich alle Prüfungsteilnehmer im Prüfungsraum und beim Hund meiner Seminarkollegin ist etwas passiert, das nicht passieren darf. Ihr Hund wich der Richterin nicht aus, sondern machte noch einen Schritt nach vorne und knurrte. Das war das Aus für den Hund, was mir für meine Seminarkollegin nach einem Jahr in der Ausbildung wirklich leidgetan hat. Aber genau deshalb plädiere ich für die Ausbildung, da Hunde, die eine solche Reaktion zeigen, einfach nicht geeignet für die Arbeit als Therapiehunde sind. Der Therapiehund muss ohne Aggressionen sein. Als wir danach an der Reihe waren, steckte mir der Schock noch in den Gliedern und ich konnte nur hoffen, dass Quedo beim Anstarren zuerst den Kopf abwenden würde. Das ist eine Prüfung, die man nicht wirklich trainieren kann; entweder macht der Hund es oder nicht. Wie sich sicher jeder denken kann, lief es wunderbar. Quedo hat den Blick zuerst abgewandt und demnach die praktische Prüfung mit Bravour bestanden. Mann, was war ich stolz auf meinen Hund.

Am zweiten Tag hatte Quedo frei und ich musste zur theoretischen Abschlussprüfung. Es war viel Wissen aus den unterschiedlichen Bereichen, das in der Prüfung gefordert wurde. Und ich hatte einen kompletten Seminarabschnitt nicht in meinen Unterlagen, was mich zum Scheitern in der schriftlichen Prüfung brachte. Ärgerlich, aber nicht zu ändern. Mit dem kompletten Wissen bin ich am 16. September 2012 zur Nachprüfung angetreten und habe bestanden. Seit September 2012 sind Quedo und ich also nach einem Jahr Seminar, drei praktischen Prüfungen und einer praktischen wie schriftlichen Fähigkeitsprüfung beim DATB e. V. ein erfolgreich geprüftes Therapiehundeteam.

5

Meine Beerdigung soll bunt werden

Beim Schreiben dieses Buches ist mir meine erste Begegnung mit dem Tod wieder in den Sinn gekommen, von der ich gern berichten möchte. Während meines Zivildienstes hatte ich Tobias, einen Jungen mit einer Herzschwäche, bei Stadtrand-erholungen der Lebenshilfe kennengelernt. Über Einzel-betreuungen hatte es sich entwickelt, dass ich auf Wunsch der Mutter Tobias einmal in der Woche am Abend auch zu Hause betreute. Ich erinnere mich an einen freundlichen, aufgeweckten Jungen. Seine Mutter war alleinerziehend und Tobias ihr einziges Kind. Durch die Abendbetreuungen hatte sie die Möglichkeit, für ein paar Stunden abzu-schalten und sich mit Freundinnen zu treffen.

Anfangs haben wir gespielt, bis es dann Zeit für Tobias war, ins Bett zu gehen. Im Laufe meiner Betreuung verlief der körperliche Abbau des Jungen recht schnell. Anfangs wurde Tobias noch halbe Tage beschult, bis er selbst das nicht mehr schaffte. Tobias war seinem Alter geistig einige Jahre voraus. Ihm war bewusst, dass er bald sterben musste. Ein Jahr vor seinem Tod hatte Tobias bereits mit einem Pfarrer seine Beerdigung besprochen. Es sollte keiner in Schwarz erscheinen und seine Lieblingsmusik sollte gespielt werden. Die Zillertaler Schürzenjäger waren

Tobias' Idole. Mit der Band wurde in seinem letzten Lebensjahr noch ein Fantreffen ermöglicht.

Durch seinen Herzfehler arbeitete seine Lunge nicht mehr richtig, sodass er ständig über ein Sauerstoffgerät beatmet werden musste. Bei meinen Betreuungszeiten habe ich Tobias zur Toilette getragen. Seine Arme und Beine bestanden nur noch aus Knochen, so viel hatte er abgenommen. In Gesprächen mit der Mutter wurde nun öfter auch der Tod thematisiert und alle hatten nur die Hoffnung, dass sein Herz früher aufhören würde zu schlagen und er nicht ersticken müsste, weil seine Lunge nicht mehr arbeitet.

Tobias' Mutter hatte mich angerufen, da es um ihn sehr schlecht stand. Mit vielen Gedanken im Kopf machte ich mich auf den Weg zu ihm. Es war schon später Abend, er sah noch schwächer aus als an den Tagen zuvor. Ganz schmal und zerbrechlich lag er da in seinem großen Bett im Wohnzimmer. Sein Gesicht war eingefallen. Es herrschte eine ganz seltsame, friedliche Stimmung im Raum, der abgedunkelt war. Nur Kerzen erleuchteten das Zimmer. Er schien seine Mutter nicht alleine zurücklassen zu wollen. Was für ein tapferer Kerl mit seinen 12 Jahren! Noch heute fällt es mir schwer, das Richtige in diesen Momenten zu sagen. Manchmal ist aber sicher weniger auch mehr. Ich erinnere mich, lange seine Hand gehalten und mich so von ihm verabschiedet zu haben. Auf dem Rückweg nach Hause gingen mir noch mehr Gedanken durch den Kopf als auf der Hinfahrt.

Am folgenden Morgen klingelte das Telefon. Tobias'

Mutter teilte mir mit, dass Tobias in der letzten Nacht verstorben war. Sein Herz hatte aufgehört zu schlagen, bevor die Lunge ihren Dienst versagte.

Ein letztes Mal bin ich an diesem Tag zu Tobias gefahren, um mich endgültig zu verabschieden. Seine Mutter hatte es mir angeboten. Etwas mulmig war es mir, einen Menschen, der tot war, aufzusuchen, aber Tobias war es mir wert. Aufgebahrt lag er da, der bis auf die Knochen abgemagerte Junge, und er schien seinen Frieden gefunden zu haben.

6 Erste Erfahrungen

Dass das Thema Tod mich länger auf meinem Lebensweg begleiten sollte, konnte nach dem frühen Tod von Tobias noch niemand ahnen.

Es ist schwer zu erklären, aber die Thematik Tod hat mich immer interessiert. Ich habe Sozialpädagogik in Köln studiert und neben meinem Wahlfach Heilpädagogik die Arbeit mit Aidspatienten in einem Hospiz mit großem Interesse verfolgt. Das Thema meiner Diplomarbeit hieß „Betreutes Wohnen und Hospizarbeit bei Menschen mit einer Aidserkrankung – Verknüpfung zweier Lebenswelten".

„Eines Tages wird ein junger Mann ins Lebenshaus gebracht. Zusammengekrümmt, zitternd, verängstigt, stumm. Aidskrank, zum Sterben weitergereicht von einem Krankenhaus. Die Station davor: Abschiebehaft. Niemand, der nach ihm fragt. Niemand, der etwas weiß über sein Leben vor dem Sterben. Keine sozialen Kontakte, nichts. Etwas trägt er bei sich, ein Handy, das bleibt so stumm wie er. Er ist zu schwach, um die PIN-Nummer einzugeben." Das berichtete die stellvertretende Pflegedienstleiterin. Mitte der Neunzigerjahre war der medizinische Fortschritt bei Menschen mit der Diagnose Aids bereits so weit, dass

Patienten, die zum Sterben in ein Hospiz kamen, sich durch die hervorragende Pflege, regelmäßige Nahrung und Medikamenteneinnahme erfreulicherweise derart gut erholt hatten, dass sie die Dauer eines üblichen Hospizaufenthalts weit überschritten. Während meiner Recherche zur Diplomarbeit hatte ich die Möglichkeit, im Hospiz Lebenshaus in Köln-Longerich zu hospitieren. Was mir sehr gut im Gedächtnis geblieben ist, ist ein Zimmer voller Zigarettenqualm. Es hat mir imponiert, dass Menschen, die im Sterben lagen, keine Verbote mehr auferlegt bekamen. Der Patient durfte rauchen, so viel er wollte.

Die Situation, dass die Patienten wieder auflebten, brachten bald Probleme in der Versorgung mit sich, da die Gelder für den Hospizaufenthalt gestoppt wurden. Die Menschen im Lebenshaus-Hospiz, die nach der Definition der Kostenträger nicht hospizbedürftig waren, hatten keine adäquate Alternative. Die üblichen Pflegeheime, in der Regel Altersheime, waren nicht die richtigen Orte für Aidskranke, da der Altersdurchschnitt bei diesen Menschen bei 35 Jahren liegt. Viele Altersheime lehnten es ab, Aidspatienten aufzunehmen. Meistens war der Grund die Angst vor einer Ansteckung. Sie gaben aber oft zu aufwendige Abteilungsschulungen in der Pflege von Aidspatienten und genügend eigenes Klientel an alten Menschen als Gründe vor. In Pflegeeinrichtungen für jüngere Menschen fanden sie keinen Platz; dort wurden sehr wohl Bewohner mit Behinderungen, nicht jedoch solche mit unheilbaren Infektionskrankheiten aufgenommen, die eine engmaschige und spezialisierte Betreuung brauchten. Im normalen betreuten Wohnen für Aidskranke konnten sie nicht wohnen, da sie zu pflegebedürftig waren. Betreutes Wohnen hatte nichts mit Pflege zu tun. Die Pflege musste zusätzlich von einem ambulanten Pflegedienst geleistet werden. Das Fazit meiner Diplomarbeit war, dass die Vorteile einer Verknüpfung von betreutem Wohnen und Hospiz bei Aidskranken vielfältig sind.

Die zum damaligen Zeitpunkt Schwerstpflegebedürftigen im Lebenshaus-Hospiz, die offiziell nicht mehr hospizbedürftig waren, hätten in den Anbau umziehen können. Sie würden zwar ihr bisheriges Zimmer wechseln, aber im gleichen Gebäude bleiben. Den Menschen wäre so die Pflege zuteilgeworden, die sie benötigten. Die zeitlichen Fristen von wenigen Monaten, die das klassische Hospiz und die Krankenkassen vorgegeben hatten, könnten so umgangen werden beziehungsweise waren nicht mehr relevant. Durch den Umzug innerhalb desselben Gebäudes hätte den Betroffenen der Wechsel der Mitarbeiter erspart werden können. Den Mitarbeitern, die die Patienten schon seit längerer Zeit betreuten, wäre das genaue Krankheitsbild der einzelnen Bewohner vertraut, sodass keine Unterbrechung in der optimalen medizinischen Behandlung aufgetreten wäre. Die weiteren freien Plätze im Anbau sollten durch HIV-positive und aidskranke Menschen belegt werden, die sich weitgehend selbst versorgen können. Aber auch im Falle einer Verschlechterung ihres Gesundheitszustandes könnten sie sofort optimal versorgt werden und müssten keinen Ortswechsel mehr in Kauf nehmen.

Ab 2004 hatte sich die Vision meiner Diplomarbeit in die Tat umgesetzt. Das Lebenshaus hatte sich vom Hospiz in ein betreutes Wohnprojekt für Menschen mit HIV und Aids gewandelt. Der medizinische Fortschritt hat die Lage für HIV-Positive weiter verbessert, sie haben heute eine annähernd hohe Lebenserwartung wie Gesunde – und wollen selbstbestimmter leben.

In Düsseldorf gibt es das Kinderhospiz Regenbogenland. Mich persönlich reizte es schon lange, dort meinen Einsatz anzubieten. Quedo war etwas über ein Jahr alt und wir waren gerade am Anfang unserer Ausbildung beim DATB e. V., als ich telefonisch sowie per E-Mail Kontakt zum Kinderhospiz aufnahm. Die tiergestützte Therapie schien gerade im Aufbau zu sein und es war für mich eine große Freude, mit Quedo das erste Therapiehundeteam im Regenbogenland zu sein. Ein zweites Team sollte sich noch vorstellen, wurde mir beim Gespräch gesagt, um im Wechsel Einsätze anbieten zu können. Meine Laune schmälerte das nicht, sondern ich konnte es gut nachvollziehen, da jeder auch einmal Urlaub hat oder krank sein kann. So wären die Einsätze besser abgedeckt.

Hochmotiviert begannen wir Ende 2011 mit unseren ersten tiergestützten Einsätzen im Kinderhospiz Regenbogenland. Wir hatten einige wunderschöne Termine und plötzlich war alles vorbei. Der nächste Einsatz wurde bis auf Weiteres abgesagt und bis heute kenne ich nicht wirklich den Grund dafür.

Bei unserem letzten Termin hatten wir eine herzliche Begegnung mit einem kleinen Jungen im Rollstuhl. Quedo hatte Raul am Bauch geschnüffelt und ihm einen leichten Stups versetzt, was bei dem Jungen ein Lachen aus tiefstem Herzen auslöste. Über die Motivation Leckerli hatte ich das Stupsen von Quedo an Rauls Bauch mehrmals wiederholt und das Lachen des Jungen ertönte immer wieder. Einfach ein wunderbarer Moment. Ich war stolz auf meinen jungen Hund, der sich in der Ausbildung befand, und lobte ihn für diese Leistung. Das Ende unserer Einsätze im Kinderhospiz hat mich schließlich schwer getroffen.

7 Hospizarbeit

Das Sterben und der Tod sind Bereiche, von denen sich die heutige Gesellschaft distanziert. In Deutschland stirbt nur noch jeder zehnte Mensch zu Hause in seiner gewohnten Umgebung. Die Mehrheit verstirbt im Krankenhaus oder in ähnlichen Institutionen am Rande des Gemeinwesens. Die eigentliche Trennung durch den Tod wird nicht mehr bewusst miterlebt, die örtliche Trennung findet meist vorher statt. Um der Isolation der Sterbenden entgegenzuwirken, hat sich eine Grenzen überschreitende Organisation geformt, die seit Anfang der Achtzigerjahre auch in der Bundesrepublik Deutschland Fuß gefasst hat: die Hospiz-Bewegung.

Geschichtlicher Hintergrund

Kurz nach dem Zweiten Weltkrieg arbeitete Cicely Saunders als Krankenschwester in einem großen Londoner Krankenhaus. Dort begegnete die damals 20-Jährige David Tasma, einem 40-jährigen Juden, der dem Holocaust entkommen war. Er litt an unheilbarem Krebs, als die beiden sich näherkamen. Sie träumten von einem besseren Ort für Sterbende, einem Ort, an dem Menschen noch bis zu ihrem Tod leben können. Als David Tasma starb, hinterließ er Cicely Saunders sein ganzes bescheidenes Vermögen von 500 englischen Pfund mit den Worten: „Lassen Sie mich ein Fenster sein in Ihrem Hause." Das war die Geburt einer „lebendigen Idee". Cicely Saunders machte eine Ausbildung zur Sozialarbeiterin und absolvierte ein Medizinstudium, bis sie 1967 im Londoner Vorort Sydenham das „St. Christopher's Hospice" eröffnen konnte (Prof. Dr. med. Dr. h. c. Christoph Student, 1989). Im Mittelalter waren Hospize Herbergen, die von kirchlichen Orden geführt wurden und Pilgern auf ihren Reisen Unterkunft, Rat, Pflege und Stärkung anboten.

Zur gleichen Zeit erregte eine junge Psychiaterin, die aus der Schweiz in die USA eingewandert war, die Gemüter: Elisabeth Kübler-Ross. Sie hatte ein Buch geschrieben mit dem Titel „On Death and Dying" – zu Deutsch: „Interview mit einem Sterbenden". Sowohl in Amerika als auch in Europa waren es also Frauen, die den Wandel vollzogen hatten. Elisabeth Kübler-Ross ist heute eine der bedeutendsten Sterbeforscherinnen (Prof. Dr. med. Dr. h. c. Christoph Student, 1989).

Hospiz – eine Bewegung

„Hospize bejahen das Leben. Hospize machen es sich zur Aufgabe, Menschen in der letzten Lebensphase einer unheilbaren Krankheit zu unterstützen und zu pflegen, damit sie in dieser Zeit so bewusst und zufrieden wie möglich leben können. Hospize wollen den Tod weder beschleunigen noch hinauszögern. Hospize leben aus der Hoffnung und Überzeugung, dass sich Patienten und ihre

Familien soweit geistig und spirituell auf den Tod vorbereiten können, dass sie bereit sind, ihn anzunehmen. Voraussetzung hierfür ist, dass eine angemessene Pflege gewährleistet ist und es gelingt, eine Gemeinschaft von Menschen zu bilden, die sich ihrer Bedürfnisse verständnisvoll annimmt.“ Definition der Nationalen Hospizorganisation der USA (Prof. Dr. med. Dr. h. c. Christoph Student, 1989)

Es gibt fünf Grundelemente der Fürsorge, die ein Hospiz kennzeichnen:

1. Der Hospizdienst spricht den sterbenden Menschen und seine Angehörigen an, da die Angehörigen nicht weniger Fürsorge und Aufmerksamkeit benötigen als der Sterbende.

2. Das interdisziplinäre Team bietet den Betroffenen Unterstützung. Es besteht aus mindestens einem Arzt, Krankenschwestern, Sozialarbeitern und Seelsorgern.

3. Freiwillige Helfer sind an der Hospizarbeit beteiligt. Sie sind ein entscheidender Bestandteil des Hospizdienstes und bieten den Betroffenen oft den Bezug zur Außenwelt.

4. Das Hospiz-Team ist mit der lindernden (palliativen) Therapie vertraut. Quälende

Schmerzen sind eine der häufigsten Ursachen für Selbsttötungsabsichten sterbender Menschen.

5. Hospize leisten Kontinuität in der Betreuung. Rund um die Uhr sind kompetente Mitarbeiter des Teams anzutreffen. Dies gestattet Familien, einem sterbenden Angehörigen das Leben zu Hause zu ermöglichen. (Prof. Dr. med. Dr. h. c. Christoph Student, 1989)

Die ambulante Betreuung von Sterbenden hat aber leider auch seine Grenzen. Das Sterben zu Hause kann nur ermöglicht werden, wenn wenigstens eine Bezugsperson des Sterbenden die Verantwortung für die Fürsorge übernehmen kann. Alleinstehende sind also meist auf die stationären Hospizangebote angewiesen.

Im Laufe der Hospizbewegung haben sich folgende vier Organisationsformen herausgebildet:

1. Hospiz als unabhängige stationäre und ambulante Einheit

2. Hospiz als abhängige stationäre und ambulante Einheit, in eine Klinik eingebunden

3. Hospiz als rein ambulant arbeitendes Team

4. Beratungsteam, das nach den Grundsätzen der

Hospizbewegung arbeitet. Seine Funktion besteht in der beratenden Unterstützung von Institutionen und Einzelpersonen bei der Fürsorge für Betroffene.

Der Begriff „low tech – high touch“ ist charakteristisch für die Arbeit der Hospize. Anstelle von hohem medizinisch-technischem Aufwand zählt hier qualifizierte, menschliche Zuwendung. Hospize bieten den Menschen die Unterstützung, die sie am meisten benötigen.

Kriterien für eine Aufnahme sind folgende:

1. Der betroffene Mensch leidet an einer der vier Krankheitsarten:
   - Krebserkrankung mit Tochtergeschwüren, die trotz Therapie fortgeschritten ist
   - Vollbild der Infektionskrankheit Aids
   - Erkrankung des Nervensystems mit unaufhaltsamen, fortschreitenden Lähmungen
   - Endzustand einer chronischen Nieren-, Leber-, Herz- oder Lungenerkrankung.

2. Die konkrete, individuelle Todesursache steht fest.

3. Der Betroffene, seine Familie und möglichst der zuletzt behandelnde Arzt kennen und billigen das Prinzip der lindernden Pflege und Therapie.

Das bedeutet insbesondere, dass keine forcierte Ernährung, keine künstliche Beatmung und keine kontinuierliche Infusionstherapie mehr durchgeführt wird.

Die Mehrheit der Patienten in der Hospizbetreuung haben eine eng begrenzte Lebensdauer von höchstens sechs Monaten und leiden zu 80 Prozent an Krebs oder Aids. Lange zum Tode führende Krankheiten schließt das Hospiz aus.

8 Der Sprung in die Palliative Care

Immer wieder werde ich überrascht, in welche Bereiche mich die Arbeit mit Quedo bringt. Im Jahr 2013 kam die Anfrage des Interdisziplinären Zentrums für Palliativmedizin (IZP), ob wir Interesse hätten, die tiergestützte Therapie (AAT) zu übernehmen. Das Interdisziplinäre Zentrum für Palliativmedizin der Heinrich-Heine-Universität Düsseldorf wurde am 1. März 2010 gegründet und eröffnete am 29. Mai 2011 eine Palliativstation mit acht Betten. Durch ein interprofessionelles Team wurden seitdem ca. 200 Patienten auf der Palliativstation behandelt und ca. 350 Patienten auf den Normalstationen konsolidarisch betreut. Es werden Patienten sowohl mit onkologischen wie auch nicht onkologischen Erkrankungen behandelt. Frau Dr. Schmitz, derzeit Zentrumsleitung des IZP, hatte es sich zur Aufgabe gemacht, die tiergestützte Therapie in der Uniklinik einzuführen. Es gab schon länger Gespräche zwischen dem DATB e. V. und der Palliativstation. Eigentlich war meine Kollegin im Therapiehundeteam mit ihrer Hündin schon für die AAT ausgewählt. Durch den sehr bedauerlichen, plötzlichen Tod ihrer Hündin fiel die Wahl auf uns. Zu diesem Zeitpunkt wurde bereits ein Hygieneplan der

Uniklinik, ein Katalog mit vielen Seiten, von meinem Ausbildungsverein überarbeitet. Unter anderem sollte der Hund vor jedem Einsatz komplett mit Shampoo gewaschen werden. Es ist selbstverständlich, dass der Hund sichtbar sauber in die Einrichtung kommt, aber das Shampoonieren vor jedem Einsatz würde der Gesundheit des Hundes schaden und die Haut des Hundes schädigen. Deshalb wurde dies abgelehnt.

Nach ein paar Wochen wurden wir zum Vorstellungsgespräch auf die Station eingeladen. Vorbei an den Patientenzimmern ging es ins Besprechungszimmer. Mehrmals klingelte während des Gesprächs das Mobiltelefon von Frau Dr. Schmitz, was Quedo nicht aus der Ruhe brachte. Wie ich im Nachhinein gehört habe, hat gerade das Frau Dr. Schmitz sehr beeindruckt. Quedo war der souveränste Hund von allen Bewerbern. So erhielten wir die Zusage von der Palliativstation. Wie schon im Vorfeld hatte Frau Dr. Schmitz immer noch mit Gegenwind von allen Seiten zu kämpfen und war daher sehr froh, als der Vorstand nach zähen Wochen des Ringens der tiergestützten Therapie an der Uniklinik Düsseldorf im Januar 2014 die Zustimmung gab.

Bis wir nun wirklich starten konnten, gab es noch einige Voraussetzungen des Hygieneplans zu erfüllen. Dazu gehörte unter anderem ein tierärztliches Gesundheitszeugnis zweimal im Jahr, die Behandlung gegen Zecken, Läuse und Flöhe alle sechs Wochen mit einem Spot On gegen Exoparasiten, ein vierteljährliches Entwurmungsprotokoll und bei Verdachtsfällen

Kotproben ca. sechs Wochen nach der Entwurmung sowie die Bestimmung des Tollwut-Titers einmal jährlich. Letzteres hat neben Geld einiges an Zeit in Anspruch genommen, bis das Ergebnis aus dem Labor kam.

Die Gesundheit meines Hundes besitzt obersten Stellenwert und ich habe mich anfangs sehr schwergetan, Quedo mit all der Chemie vollzustopfen. Kurz zuvor war ich bereits ganz weg von der Wurmkur und habe nur noch regelmäßig Kotproben von Quedo abgegeben, deren Untersuchungen stets einen negativen Befund zeigten. Und nun sollte ich meinem Hund eine Pille geben – ohne einen positiven Befund! Mein Einspruch bei Frau Dr. Schmitz hatte keinen Erfolg, von oberster Stelle kam diese Auflage, an der nichts zu ändern war. Ein Gespräch mit einer Kollegin aus dem Therapiehundeteam bestätigte mir, dass wir ohne die Anerkennung des Hygieneplans keine Chance hatten, in den Bereich der Klinikarbeit hineinzukommen. Letztendlich hat das Gespräch mit meinem Tierarzt mir die Gewissheit gegeben, dass Wurmkuren wie Spot-Ons meinem Hund keinen Schaden zufügen und wir die tiergestützte Therapie auf der Palliativstation aufnehmen können. Wir erhielten zum 1. März 2014 einen Arbeitsvertrag als Therapiehundeteam auf der Palliativstation. Doch noch bevor wir alle geforderten Unterlagen eingereicht hatten, wartete schon der vielleicht bewegendste Einsatz unserer Laufbahn auf der Palliativstation.

Im Februar 2014 kontaktierte uns Frau Dr. Schmitz mit der Bitte, noch vor Vertragsstart unseren ersten Einsatz durchzuführen – eine Art Krisen-Intervention. Es handelte sich um eine junge Frau, eine Studentin im Alter von 22 Jahren, die durch ihre Krebsdiagnose mitten aus dem Leben gerissen wurde. Die Patientin hatte laut Frau Dr. Schmitz alle Therapien wie Mal- oder Musiktherapie abgelehnt. Die tiergestützte Therapie war die einzige Therapie, die sie zulassen würde. Gerne folgten wir der Bitte und suchten die Palliativstation auf.

Ganz besonders sorgfältig habe ich Quedo vor diesem Einsatz gebürstet und seine Pfoten vor der Tür der Station mit einem Waschlappen und Wasser abgewaschen. Die Mitarbeiter und Pflegekräfte haben uns freundlich empfangen. Im Besprechungsraum sollten wir warten. Die Patientin wurde mit ihrem Bett in das Zimmer gefahren. Frau Dr. Schmitz blieb bei der Einheit anwesend und stand mir unterstützend zur Seite. Die Patientin konnte sich für eine kurze Zeit aufsetzen, um Quedo zu streicheln – immer mit einem Laken zwischen ihr und dem Hund. Sie gab Quedo Leckerlis, erhielt Zuwendung durch den Hund und wurde von den Gedanken ans Sterben abgelenkt. Ein kleiner Moment des Glücks. Im Laufe der Therapie merkte ich, dass sie schwächer wurde. Es ist wichtig, beim Einsatz den Patient und den eigenen Hund ständig im Auge zu behalten. Mehrmals habe ich die junge Studentin gefragt, ob es für sie noch in Ordnung sei oder ob wir abbrechen sollten. Eine gute halbe Stunde dauerte unsere Einheit, dann war sie ebenso zufrieden wie erschöpft. Der Knopf, der sie mit Morphium versorgte, wurde von ihr gedrückt.

Etwa sechs Wochen später verstarb die junge Frau. Die

Eltern berichteten im Nachhinein, dass die tiergestützte Therapie mit Quedo das schönste Erlebnis ihrer Tochter in Düsseldorf gewesen sei. Das ist der Lohn unserer Arbeit – einfach wunderbar.

Kurz nach unserem offiziellen Start am 1. März 2014 informierte uns Frau Dr. Schmitz über die Teilnahme am 10. Kongress der Deutschen Gesellschaft für Palliativmedizin (DGP) und dem 13. Deutschen Kongress für Versorgungsforschung im Rheinland. Der Kongress fand in Düsseldorf vom 24. bis zum 27. Juni 2014 statt.

Es war für mich eine große Ehre, Teilnehmer und gleichzeitig Dozent des Kongresses zu sein und den Workshop „Tiergestützte Therapie in Palliative Care“ aktiv mitzugestalten. Neben Beiträgen von Frau Lüdeke, die Praxisanleiterin und Kinderkrankenpflegerin in der Pallitativpflege ist, und Frau Dr. Schmitz hatten Quedo und ich den praktischen Teil und die theoretische Einheit mit der Thematik Hundeteam/Ausbildung übernommen sowie ein Fallbeispiel vorgestellt.

Die Teilnehmerschaft, bestehend aus Ärzten und Therapeuten, war sowohl an der Theorie als auch an der Praxis sehr interessiert und konnte eigene praktische Erfahrungen mit Therapiehund Quedo in der tiergestützten Therapie sammeln. Unter den Teilnehmern war auch Dr. Sven Gottschling, Leitender Arzt des Zentrums für Palliativmedizin und Kinderschmerztherapie am Universitätsklinikum des Saarlandes. Dr. Gottschling unterstützt an der Uni Homburg die Arbeit mit Hunden in der Palliativversorgung und begleitet die Arbeit seit mehreren Jahren wissenschaftlich. Die neue Studie wurde auf dem 10. DGP-Kongress vorgestellt.

Die Termine für die Palliativstation wurden immer recht kurzfristig abgesprochen, je nach Patienten und Nachfrage. Meistens kontaktierte mich Frau Dr. Schmitz per E-Mail und informierte mich, dass freitags Bedarf für die tiergestützte Therapie bestand. Es konnte passieren, dass wir auf der Station waren und die vorher eingeplanten Patienten zu dem Zeitpunkt zu geschwächt, nicht mehr interessiert oder bereits verstorben waren. Manchmal sind wir nur für einen Patienten und eine halbe Stunde Einsatz zur Uniklinik gefahren. Aber das war es uns wert.

Zum 30. Juni 2015 wurde unser Arbeitsverhältnis gekündigt. Die Tätigkeit im Therapiehundeteam ist eine Nebenbeschäftigung von mir und daher mit zeitlichen Einschränkungen verbunden. Das schien im IZP problematisch zu sein, da für die wissenschaftliche Studie Folgetermine gewünscht waren, was aufgrund meines Einsatzes einmal pro Woche und des teils kurzen Aufenthalts der Patienten schwer möglich war.

Dass Quedo der erste Therapiehund war, der auf der Palliativstation der Universitätsklinik Düsseldorf im Einsatz war, macht mich heute noch sehr stolz.

9 Sterbebegleitung und Danksagungen

Am 1. März 2014 habe ich eine Stelle als stellvertretende Leitung im Sozialen Dienst der Altenhilfe angetreten. Quedo hat mich dabei begleitet und wurde von den Bewohnern im Seniorenheim freudig aufgenommen. Bei freien Zeiten zwischen den sozialen Angeboten habe ich mit Quedo die Senioren auf den Etagen aufgesucht. Gerade von bettlägerigen Patienten wurde dieses Angebot gut angenommen.

Wenn die Zeit begrenzt ist …

Frau W. wurde Anfang April mit der Aussage, dass ihr nur noch wenige Tage bis Wochen bleiben, im Seniorenheim aufgenommen. Ein schwerer Schlaganfall mit halbseitiger Lähmung und betroffenem Sprachzentrum hatte sie komplett aus dem Leben gerissen. Die Familie, das Pflegeteam, der ambulante Hospizdienst und der Soziale Dienst kümmerten sich liebevoll um Frau W., um ihr ein würdevolles Sterben zu ermöglichen.

Als ich Frau W. zum ersten Mal besuchte, fiel mir gleich ihr Türschild auf, das einen Golden Retriever mit Welpen zeigte. Auch auf ihrem Nachttisch stand ein gerahmtes Foto von zwei Hunden. Einer davon war ein Golden Retriever. Frau W. hatte ihr ganzes Leben lang Hunde gehabt. Es lief meist klassische Musik, und bei gutem Wetter schien warmes Sonnenlicht ins Zimmer. Nach Absprache mit den Angehörigen lagerte ich Quedo behutsam nah an ihrem Körper und legte ihre Hand auf ihm ab. Dies schien Frau W. gutzutun, sie ließ die Hand auf Quedo liegen und bewegte sie sogar leicht, indem sie den Hund streichelte. Quedo streckte seinen Kopf in ihre Richtung und man konnte meinen, die beiden schauten sich tief in die Augen.

Es war ein ganz besonderer Moment, einem Menschen in den letzten Tagen seines Lebens ein wenig Zuwendung schenken zu können, und für die tiergestützte Therapie mit Quedo den Dank der Familie zu erhalten.

Am Morgen des 25. April 2014 verstarb Frau W. Sie schlief im Alter von 81 Jahren ruhig im Beisein ihrer Tochter und einer Pflegekraft ein. Für uns ist es eine Ehre, Frau W. in der tiergestützten Therapie in den letzten Stunden begleitet zu haben. Es war für uns eine besondere Arbeit, die wir sicher noch lange im Herzen tragen werden. Die Sterbebegleitung von Frau W. war für uns ein hochemotionaler und nachhaltiger Einsatz.

Die Dankbarkeit der Familie war überwältigend. Mehrfach haben sie ihren Dank ausgesprochen. Auch am Grab wurde unserer tiergestützten Arbeit gedankt. Frau K., eine Tochter der Verstorbenen, war nach der Beerdigung noch einmal bei uns, um uns persönlich für unsere Arbeit zu danken. Es gab Leckerlis für Quedo und Blumen für Herrchen. Es ist toll, diese Anerkennung zu erhalten.

Einen weiteren besonderen Moment, den ich gerne hier teilen möchte, haben wir bei unseren Einsätzen im Altenheim erlebt. Die Besuche bei den bettlägerigen Senioren sind eine äußerst intensive Aufgabe für das Therapiehundeteam.

Frau M. begleiten wir schon mehrere Jahre. Zu Anfang nahm sie freudig an unserem Gruppenangebot teil. Für Frau M. gehörte der Hundebesuch zu den Highlights der Woche. Sie nannte Quedo „das Leckerchen".

Seit einem Krankenhausaufenthalt war sie ans Bett gefesselt. Sie hatte stark abgebaut, musste beatmet werden und schlief viel. Für ihre Angehörigen war der Besuch Quedos eine Entlastung. Sie wussten, dass Frau M. in dieser Zeit nicht alleine war.

Quedo hatte gelernt, sich im Bett ganz ruhig zu verhalten. Hektische Bewegungen wären eine Gefahr für die Beatmungsschläuche gewesen. Frau M.s Atmung beruhigte sich über den Kontakt zum Hund und sie machte einen zufriedeneren Eindruck als zu Beginn.

Bei einem weiteren Termin lag Quedo während der Therapie ruhig Körper an Körper mit der Seniorin. Er nahm durch das Lecken der Hand Kontakt zu Frau M. auf. Behutsam wurde ein Arm der Seniorin auf Quedo gelegt, was sie ohne Hilfe nicht geschafft hätte. Durch die Körperwärme des Hundes entspannte sich die Verkrampfung der Hand. Nach einer Weile passierte dann das Erstaunliche: Frau M. fing aus eigener Initiative an, Quedo zu streicheln.

Zwei Monate später hatte Frau M. zu Beginn der tiergestützten Therapie einen Stofftier-Dackel im Arm, den ich mit Ankündigung liebevoll beiseitelegte. Quedo wusste wieder genau, was nun passieren würde und wedelte freudig mit der Rute. Der Hund wurde ins Bett gehoben und sein Körper auf einem Extra-Laken am Körper der Seniorin gelagert. Was dann passierte, war nur noch schwer zu beeinflussen. Die Nähe und Zuwendung, die der Hund dem Patienten widmet, macht einen geprüften Therapiehund aus. Quedo wollte Frau. M. ganz nah sein. Es schien fast, als spürten beide den Atem ihres Gegenübers. Die Augen der Seniorin fingen an zu leuchten. Das ist der schönste Lohn unserer Arbeit.

Besonders die Anerkennung der Familie für unseren Einsatz war die ganzen Jahre sehr erfreulich, und die letzte Nachricht ging mir sehr zu Herzen. Es war uns eine Freude und eine Ehre, Frau M. und ihre Angehörigen in den letzten Jahren begleiten zu können.

"Lieber Herr Knobel und Quedo,
meine Mutter ist am 17. März 2015 von ihren Leiden erlöst worden. Herzlichen Dank für die glücklichen Momente, die Ihr toller Hund meiner Mutter bereitet hat. Ich wünsche Ihnen beiden ein langes und gesundes Leben.

Liebe Grüße und alles Gute,
Gaby V. und Schwestern"

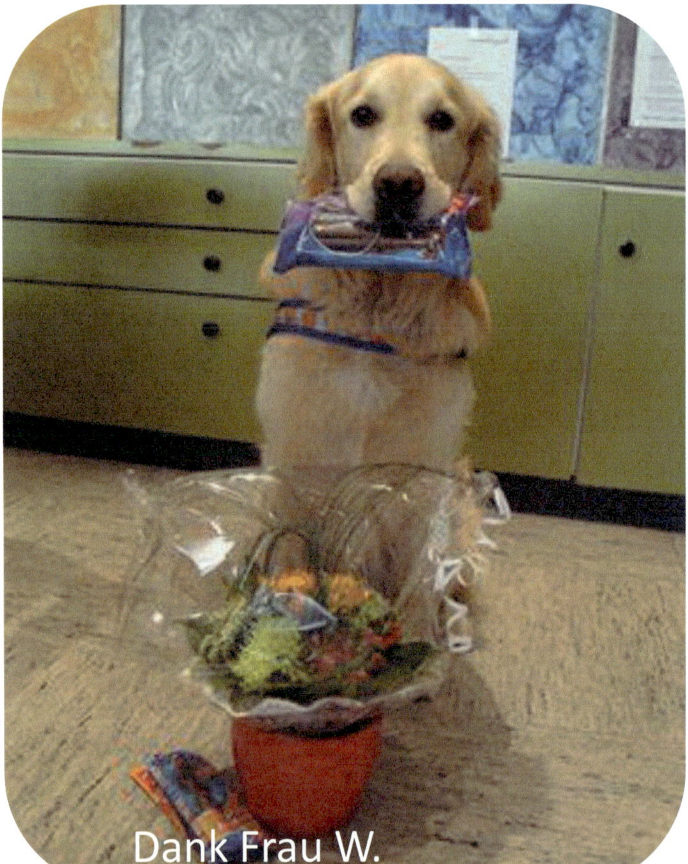
Dank Frau W.

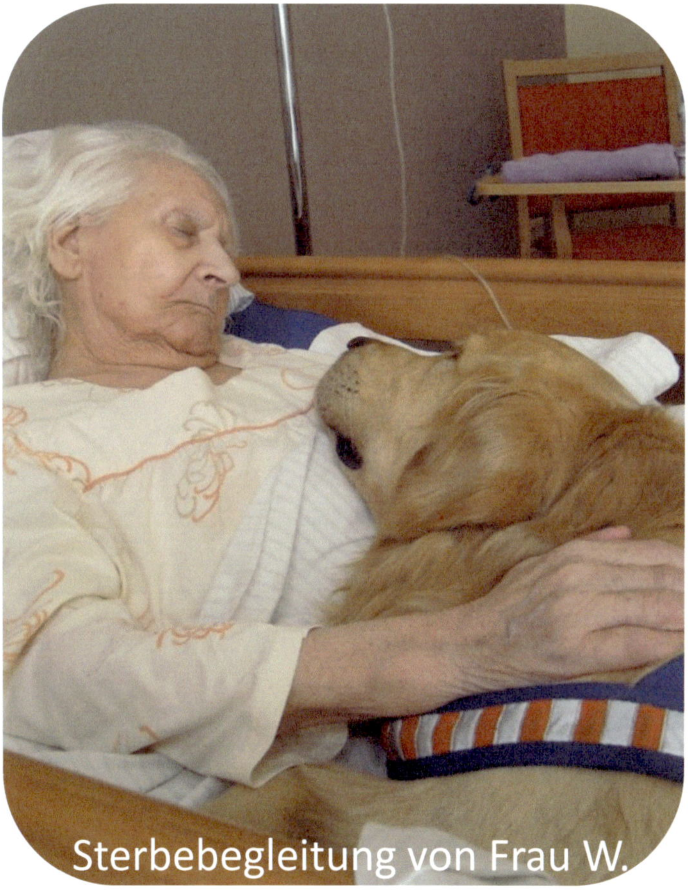

Sterbebegleitung von Frau W.

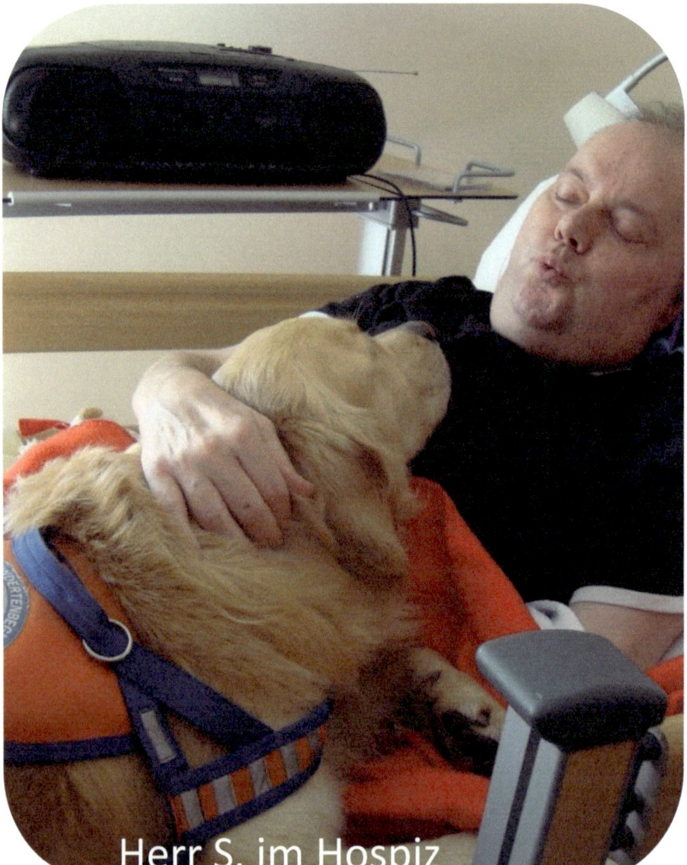

Herr S. im Hospiz

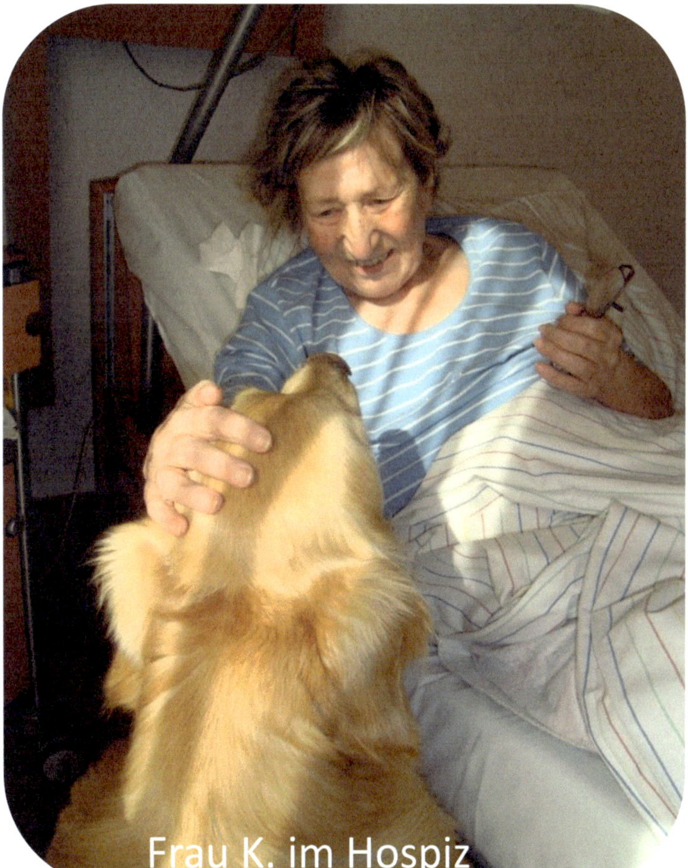

Frau K. im Hospiz

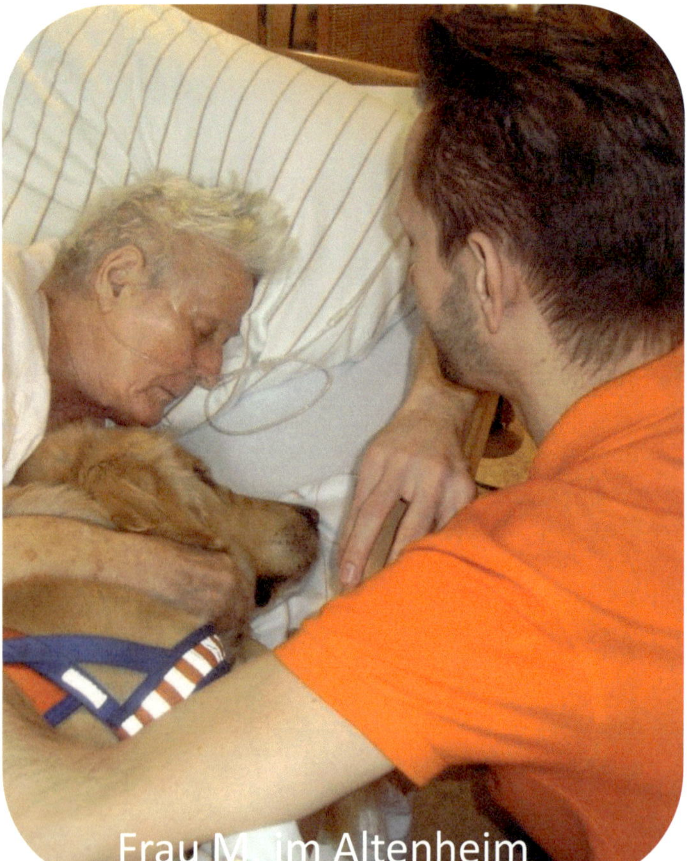

Frau M. im Altenheim

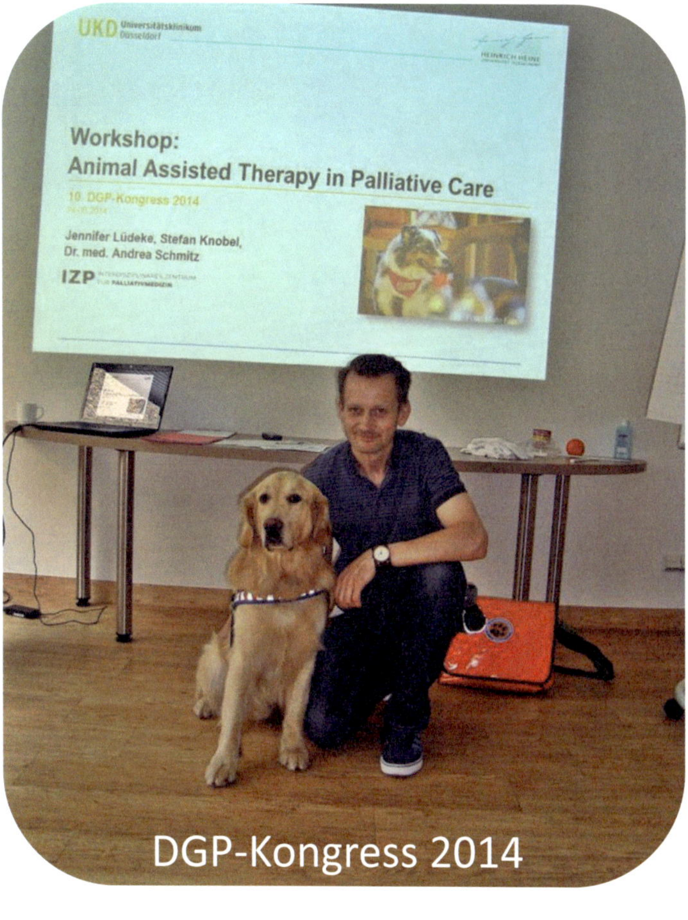

DGP-Kongress 2014

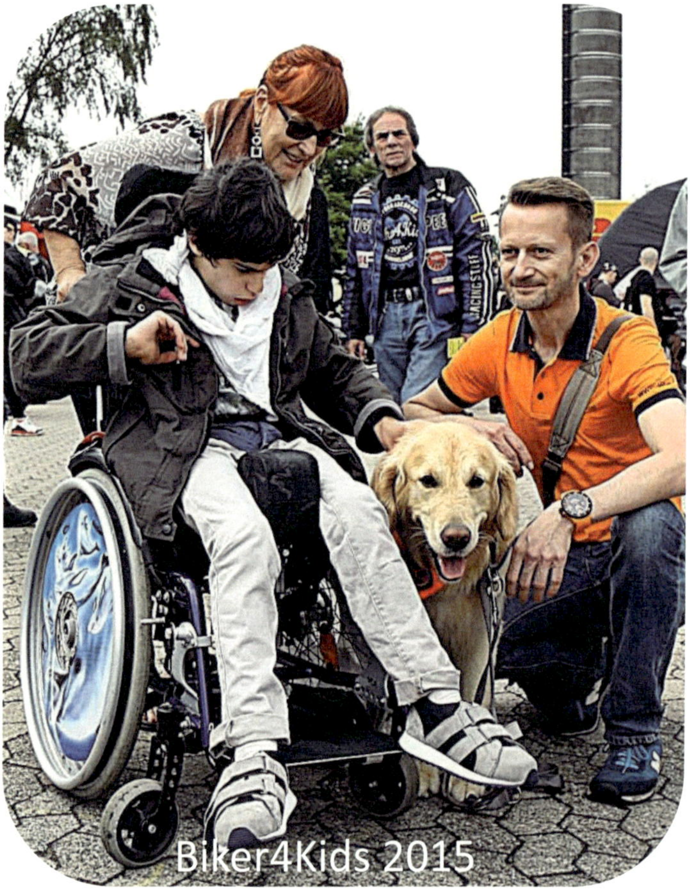

Biker4Kids 2015

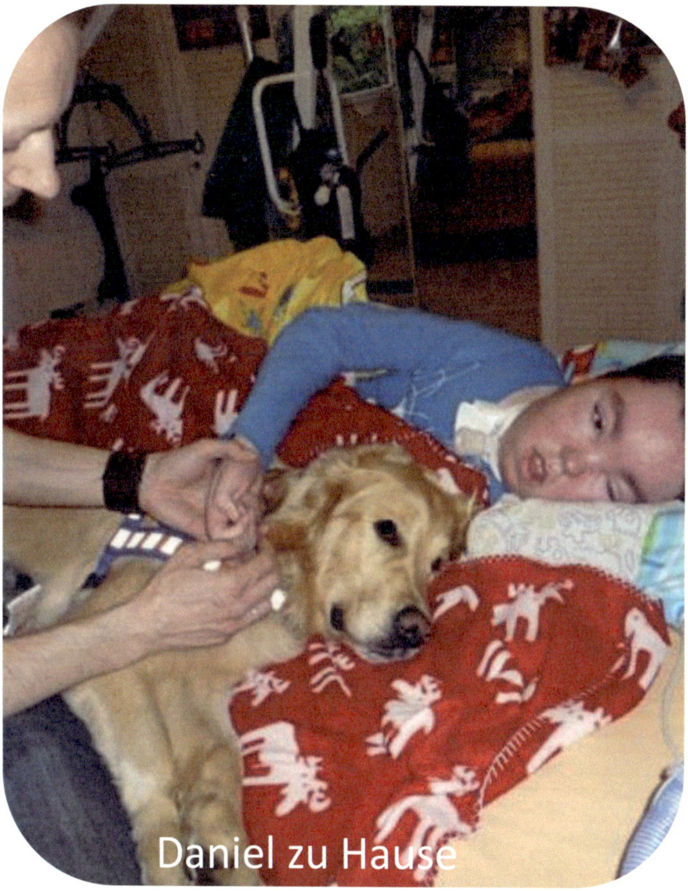

Daniel zu Hause

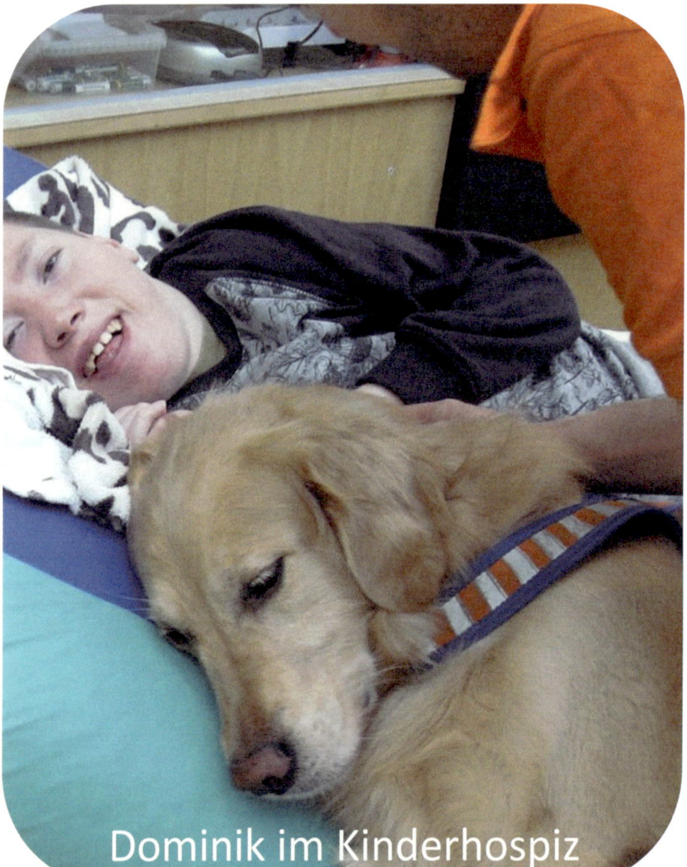

Dominik im Kinderhospiz

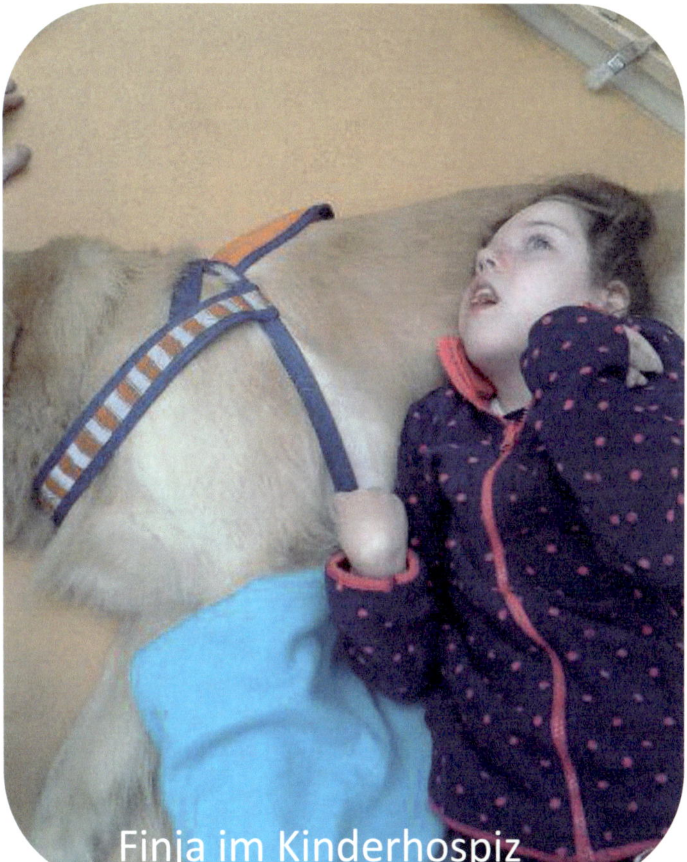
Finja im Kinderhospiz

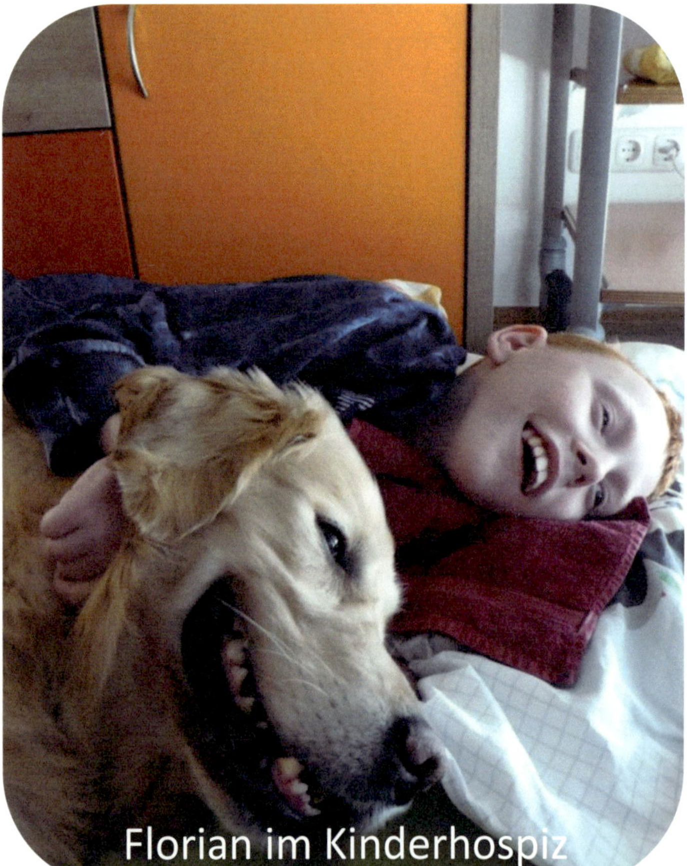

Florian im Kinderhospiz

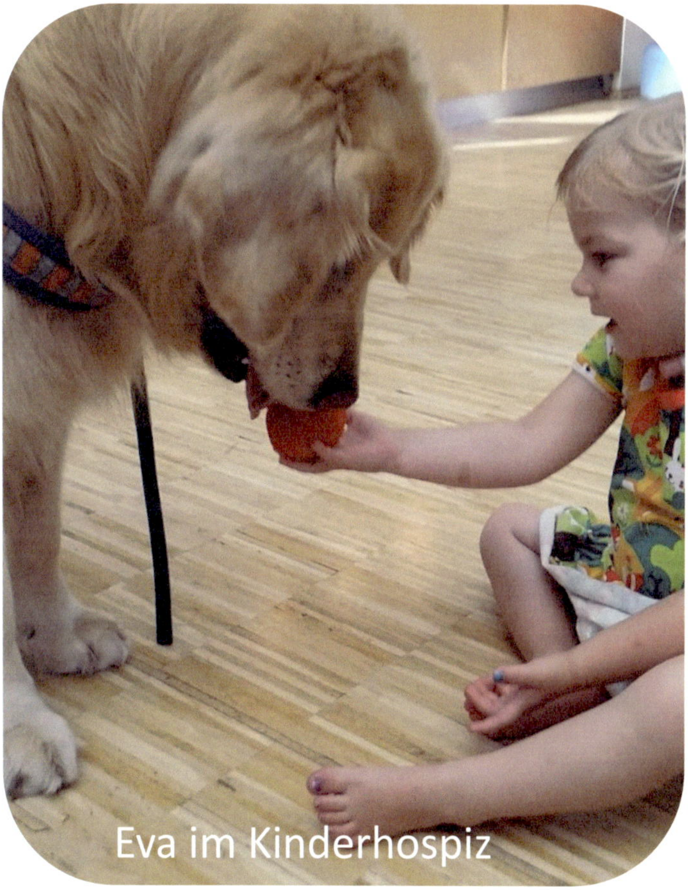

Eva im Kinderhospiz

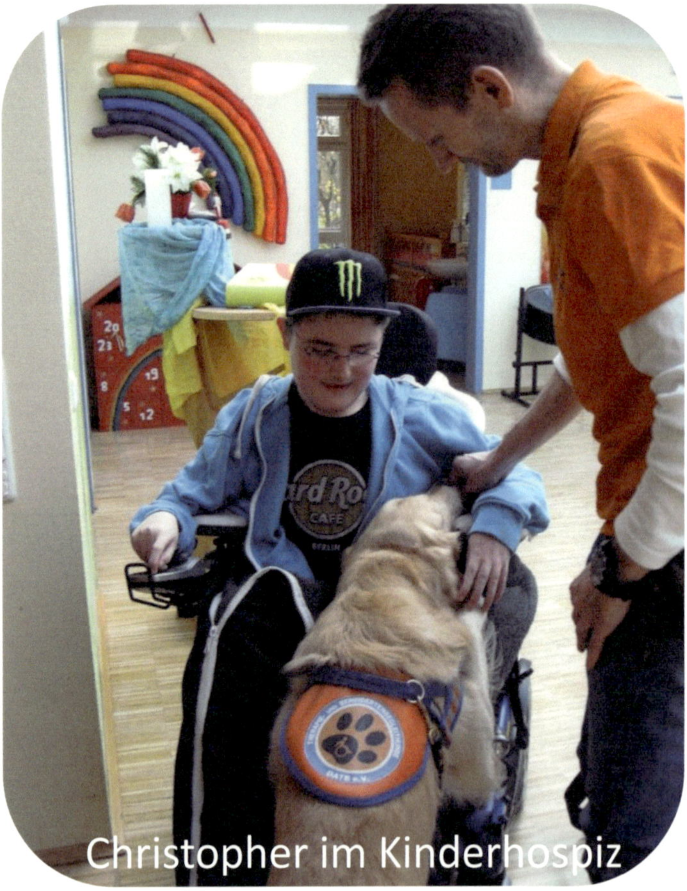

Christopher im Kinderhospiz

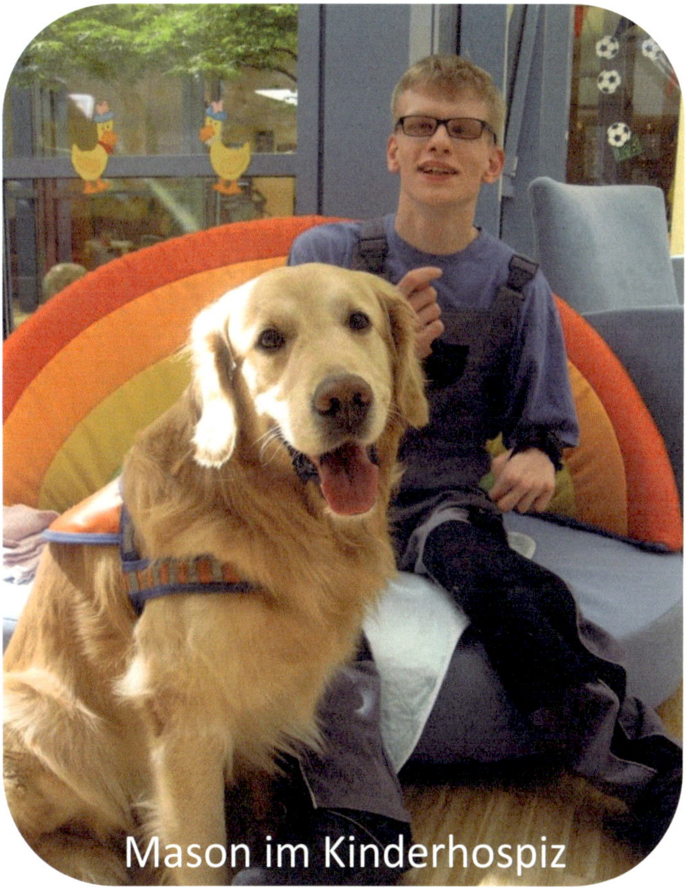
Mason im Kinderhospiz

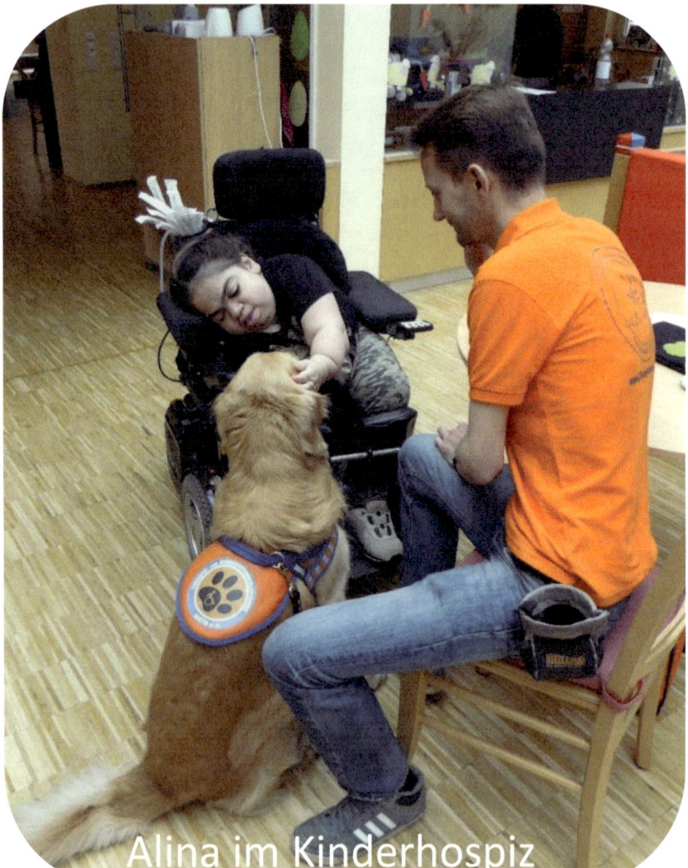

Alina im Kinderhospiz

10 Von 90 auf 70 in den Entspannungszustand

In Düsseldorf findet jedes Jahr die Rehacare International, die Internationale Fachmesse für Rehabilitation, Prävention, Integration und Pflege, statt. Schon vor der Arbeit im Therapiehundeteam war ich regelmäßiger Besucher der Messe, aus eigenem wie beruflichem Interesse. Durch meinen Ausbildungsverein hatte ich mehrmals das Glück, als Aussteller auf der Messe mit einem Stand vertreten sein zu können.

Im Jahr 2013 hatten wir vom DATB e. V. keinen Stand auf der Rehacare, waren aber an einem Tag mobil auf der Messe vertreten. An diesem Messetag ist der Kontakt zu Daniel und seiner Familie entstanden, worauf sich seine Mutter im Nachhinein per E-Mail bei mir meldete und nach einem Einsatz für ihren Sohn fragte. Daniel ist 20 Jahre jung und unheilbar krank. Eine angeborene Leukodystrophie hat seine Entwicklung verzögert. Seit seinem vierten Lebensjahr hat sie ihm alles genommen, was er beherrschte: das Robben, Sitzen, Sprechen und selbst das Schlucken und Atmen. Immer häufiger quälten ihn Krampfanfälle und Infekte. Ohne Beatmungsmaschine und Magensonde wäre er nicht mehr am Leben gewesen. Vor ein paar Jahren hatte Daniel eine Magensonde bekommen, die ihn durch die Bauchdecke mit Nahrung versorgt. Er konnte vorher nicht mehr richtig schlucken, erbrach das Essen. Speisebrei geriet in die Lunge und verursachte lebensbedrohliche Entzündungen. Seit eine Kanüle unterhalb des Halses direkt in die Lunge führt, steht seine Mutter bei jedem Infekt vor der Frage, ob das Beatmungsgerät angeschlossen werden soll – ob es ihm hilft oder ob es ihm den Weg zu einem friedlichen Sterben verstellt. Seit vielen Jahren wird Daniel vom ambulanten Kinderhospiz zu Hause betreut.

Zu Daniels 18. Geburtstag im Frühjahr 2014 vereinbarten wir einen Termin. Daniel wohnt mitten im Wald in einem kleinen Haus, fernab von der Großstadt. Zu hören waren nur die Tiere im Wald und das Rauschen des Windes in den Bäumen. Sicher der schönste Ort für einen jungen, schwerst mehrfachbehinderten Mann mit einer lebensverkürzenden Erkrankung. Freundlich wurden Quedo und ich von der Familie willkommen geheißen. Daniel lag in einem Pflegebett in seinem Zimmer, das für mich im ersten Moment wie ein komplett eingerichtetes Krankenhauszimmer wirkte. Und zwar nicht, weil es weiß war wie ein Krankenhauszimmer, das war es nämlich ganz und gar nicht, aber Daniel war komplett mit Krankenhaus-Apparaturen ausgestattet. Trotz Daniels schwerer Erkrankung herrschte eine warme, herzliche Fröhlichkeit im Raum – es war ja schließlich Daniels 18. Geburtstag.

Bevor ich Quedo zum Einsatz bringe, nehme ich Kontakt zu den Patienten auf. Blickkontakt und leise Ansprache sind Voraussetzungen, um Vertrauen zu gewinnen. Daniel erklärte ich, dass Quedo zu Besuch ist und er zu ihm ins Bett kommen wird. Ich lagerte Quedo auf ein Extra-Laken, damit er nicht auf Daniels Bettwäsche lag. Behutsam suchte Quedo Körperkontakt und schob sich ganz nah an Daniel heran. Durch tiefes Ein- und Ausatmen und Blinzeln mit den Augen hatte der junge Mann daraufhin seine Zufriedenheit zum Ausdruck gebracht.

Daniels Vitalwerte wurden über medizinische Apparate kontrolliert. Durch den Kontakt zu Quedo fiel Daniels Puls von 90 auf 70. Die Mutter bestätigte mir, dass Daniel diesen Wert normalerweise nur im Schlaf erreichte und somit durch die tiergestützte Therapie totale Entspannung zeigte.

Das ist eine Wirkung, die ich anhand von Studien schon oft gehört, aber diesmal über diese Apparaturen erstmals vor Augen geführt bekommen hatte. Ein wahrer Erfolg der tiergestützten Therapie und Quedos in diesem Fall. Daniels Mutter hatten wir mit unserem Einsatz sehr glücklich gemacht.

Anfang 2014 sah ich einen Bericht zum Notstand in der Kinderpflege und wurde an Daniel und seine Mutter erinnert. Ich nahm Kontakt zur Familie auf und so kam es zu einem erneuten Termin mit Daniel zu seinem 19. Geburtstag. Es war nun ein Jahr vergangen seit unserem ersten Treffen. Quedo und ich wurden herzlich empfangen. Neben dem Besuch von Freunden und Musikern kam Daniel zum zweiten Mal in den Genuss, Quedo ganz nah bei sich zu spüren. Erneut lagerte ich Quedo eng an Daniels Körper. Über eine mit Joghurt gefüllte Nuckelflasche nahm

Quedo intensiven Kontakt zu Daniel auf.

Die Apparate, an die Daniel angeschlossen war, zeigten, dass Daniels Puls durch den Kontakt zu Quedo wieder von 90 auf unter 80 gefallen war. Familie und Freunde waren begeistert von der Ruhe, die Quedo ausstrahlte, die bewirkte, dass Daniel in einen Entspannungszustand fiel.

Wie ich im Frühjahr 2016 hörte, hat sich Daniels Zustand verschlechtert. Er muss noch mehr im Bett liegen und künstlich beatmet werden. Sein Lachen hat er aber nicht verloren, schrieb seine Mutter. Das zu hören, freute mich. Daniel hatte nun selbst einen Hund bekommen, der ein neues Zuhause brauchte.

Es gibt Personen, vor denen ich den Hut ziehe. Daniels Mutter ist so eine Person. Sie pflegt ihren schwerst mehrfachbehinderten Sohn zu Hause und nimmt sich einem Tier aus dem Tierschutz an. Wir wünschen Daniel und seiner Mutter alles Gute. Es war uns eine Ehre, die beiden kennenlernen zu dürfen.

11

Halt in den schwersten Stunden

Im Juli 2014 hatten wir auf der Palliativstation der Uniklinik Düsseldorf einen Patienten mit einer frühkindlichen Hirnschädigung und der Diagnose Hirntumor in der Therapie. Herr S. wurde im Rollstuhl in den Therapieraum gefahren und hatte große Freude an der tiergestützten Therapie mit Quedo. Es wurden geknuddelt und kleine Aufgaben wie das Öffnen einer Dose mit Leckerlis und anschließender Leckerligabe erfüllt.

Es war schön zu sehen, wie Herr S. in der Therapieeinheit die Gedanken an seine Krankheit und an das Sterben ausblenden und das freundliche Wesen Quedos genießen konnte. Zur Erinnerung wurden ein paar Fotos gemacht, die man ihm und seinen Angehörigen hat zukommen lassen.

Drei Monate später erhielten wir eine Anfrage der Betreuerin, ob für uns auch ein Besuch im Caritas-Hospiz möglich wäre, in das Herr S. inzwischen verlegt worden war. Sie berichtete, dass Herrn S. die Therapie mit Quedo auf der Palliativstation sehr gutgetan hatte. Gerne stimmten wir einem Einsatz im Hospiz zu.

Der Zustand von Herrn S. hatte sich verschlechtert. Ihm fehlte die Kraft aufzustehen. Als Quedo sein Zimmer betrat, fing Herr S. an zu strahlen und wiederholte mehrfach, wie schön es sei, Quedo zu sehen. Die Fotos vom letzten Einsatz hingen an der Wand in Herrn S.' Zimmer. Schnell forderte er Quedo auf, ins Bett zu kommen.

Herr S. schwankte beim Erzählen zwischen Hoffnung auf Besserung und der Erkenntnis, dass er im Hospiz wohl sterben würde. Fest hielt er dabei Quedo in seinem Arm, der sich an seinen Körper anschmiegte und ihn mit seinem Blick fixierte. Für einen Moment konnte Herr S. seine Schmerzen, die dunklen Gedanken und Ängste vergessen. Das war das letzte Mal, dass wir Herrn S. sahen …

Während meiner Anstellung im Seniorenheim haben wir Frau K. kennengelernt. Sie wurde aus dem Krankenhaus mit der Diagnose Krebs im Endstadium entlassen. Diese Nachricht hatte Frau K. den Boden unter den Füßen weggezogen. Auch ihr Mann wurde damit nicht fertig und musste im Krankenhaus behandelt werden.

Bis es einen freien Platz in einem Hospiz gab, wurde Frau K. im Seniorenheim von den Pflegekräften umsorgt. Die Nachricht über die Anwesenheit eines Therapiehunds im Haus hatte Frau K. in ihrer schweren depressiven Phase ein Lächeln auf ihr Gesicht gezaubert. Sie fragte nun regelmäßig nach dem Hund. Frau K.s körperliche Verfassung war tagesabhängig. Sie fühlte sich oft sehr schwach und lag nur im Bett. Kaum hatte Quedo zum ersten Mal schwanzwedelnd das Zimmer betreten, wurde Frau K. wach und suchte Kontakt zum Hund.

Beim Aufsetzen an der Bettkante kippte Frau K. leicht

zur Seite, sie konnte sich aus eigener Kraft kaum halten. Die Lagerung von Quedo auf einem Laken nah an ihrer rechten Seite gab ihr Sicherheit beim Sitzen und diente als Halt. Frau K. freute sich sehr über die Nähe zu Quedo, streichelte ihn und empfand seine Körperwärme als angenehm. Auch leichtes Aufstützen ließ Quedo zu und freute sich über die anschließende Belohnung.

„Ich hätte nie gedacht, dass ihr mich nochmal besucht!", sagte Frau K. bei unserem nächsten Einsatz, der im Hospiz stattfand. Nach einigen Tagen im Seniorenheim wurde ihr versprochener Platz im Hospiz endlich frei, sodass Frau K. verlegt werden konnte.

Nach telefonischer Ankündigung im Hospiz besuchten wir Frau K. als Therapiehundeteam also dort. Frau K. freute sich sehr über den Besuch von Quedo.

Sie trug ihre Haare nun kürzer, was ihr gut stand. Ihre Aussage, dass sie keine Schmerzen hatte, freute mich sehr. Frau K. fügte noch mit einem Lachen hinzu, dass auch die Ärztin sie das zweimal die Woche fragen würde. Sie sprach allerdings auch deutlich davon, dass das der letzte Ort für sie sei, an dem sie lebte. „Ich muss sterben", sagte sie. Kurz darauf ließ sie sich aber wieder von Quedo auf andere Gedanken bringen. Frau K. mit unserem Besuch ein wenig Licht auf ihrem letzten Weg gegeben zu haben, hat auch mir im tiefsten Herzen gutgetan. Es war schön, sie in den Momenten mit Quedo glücklich zu sehen.

„Du zählst, weil du du bist, und du wirst bis zum letzten Augenblick deines Lebens eine Bedeutung haben.“
(Dame Cicley Saunders)

12

Biken für den guten Zweck

Der Wunsch, mit der tiergestützten Arbeit bei Kindern und Jugendlichen im Kinderhospiz einzusteigen, hat mich nicht losgelassen. Da, wo es möglich war, mit Verantwortlichen ins Gespräch zu kommen, haben Quedo und ich es uns nicht nehmen lassen, uns bekannt zu machen.

Am 13. Juni 2015 haben Quedo und ich den 7. Biker4Kids-Korso für den guten Zweck besucht. Die Biker4Kids wollen damit auf die Arbeit des Ambulanten Kinder- und Jugendhospizdienstes aufmerksam machen, die sich nur aus Spenden finanzieren. Neben vielen Aktionen ist der Korso durch die Stadt das Highlight des Jahres. Nach anfänglichen Regenschauern ließ sich zum Start die Sonne blicken.

Der Anblick von geschätzten 2.000 Bikern, die für den Ambulanten Kinder- und Jugendhospizdienst Düsseldorf zum Korso durch die Stadt aufbrechen, rief einen überwältigenden wie berührenden Gänsehautmoment hervor.

Es gab ein Wiedersehen mit vielen lieben Bekannten, Freunden sowie treuen Anhängern unserer Arbeit und schöne Gespräche mit neuen Interessierten. Als die Biker zum Korso aufgebrochen waren, traten Quedo und ich die

Heimreise an. Für Quedo waren es viele Eindrücke, die verarbeitet werden mussten. Insgesamt war es ein tolles Event für die Kinder, auch um das Thema tiergestützte Therapie/ Pädagogik der Öffentlichkeit zu präsentieren. Es ist immer wieder schön zu sehen, wie gerade Kinder auf Therapiehund Quedo reagieren.

Ein besonderer Moment beim Biker4Kids-Korso

Sam, ein Junge im Alter von 13 Jahren, war in Begleitung einer ehrenamtlichen Mitarbeiterin des Ambulanten Kinder- und Jugendhospizdienstes auf dem Fest. Er suchte schnell den Kontakt zu Quedo, was die Mitarbeiterin zum Schutz für den Hund wohl gern verhindert hätte. Als ich es unter Kontrolle zuließ, war es einfach nur schön zu beobachten, wie sanft der Junge in Quedos Fell griff und anfing zu strahlen.

Bei einer weiteren Begegnung auf dem Event freute sich Sam darüber, Quedo wiederzusehen und übernahm die Leinenführung. Sam ist so ein besonderer, liebenswerter Junge.

Wir fühlten uns geehrt, als Ehrengäste des Festes erwähnt worden zu sein. Unsere Bewunderung gilt allen ehrenamtlichen Mitarbeitern des Ambulanten Kinder- und Jugendhospizdienstes. Sie leisten eine enorm wichtige Arbeit.

Auch im Jahr 2016 waren die Biker4Kids wieder für den guten Zweck unterwegs. In einer Feierstunde konnte dem Ambulanten Kinder- und Jugendhospizdienst Düsseldorf ein Scheck mit der Rekordsumme von 72.000 Euro überreicht werden.

13 Einsatz im Kinderhospiz

Im Oktober 2015 sollte sich ein langersehnter Traum erfüllen, den ich zu Anfang nicht so ganz wahrhaben wollte. Es kam eine Anfrage aus dem Kinder- und Jugendhospiz Regenbogenland per E-Mail. Wie lange hatte ich auf diesen Moment gewartet? Und doch war ich schwer verwundert, eine erneute Anfrage zu erhalten, nachdem wir im Jahr 2012 unsere Einsätze nicht mehr hatten fortführen dürfen.

Nach entsprechender Rückmeldung bei Frau Heppner vom Projektmanagement kam es am 22. Oktober 2015 zu einem Kennenlerntermin mit dem Pflegedienstleiter Herrn Wiesner sowie dessen Stellvertreterin Frau Baumgarten. Ich gebe zu, etwas aufgeregt war ich schon. Quedo war dagegen wie immer souverän. Es war ein schönes Gespräch mit offenem Austausch, bei dem wir die Zusage erhielten, als Therapiehundeteam kommen zu dürfen. An dieser Stelle nochmal vielen Dank an Herrn Wiesner, Frau Baumgarten und Frau Heppner für das Vertrauen in unsere Arbeit.

Endlich durfte ich es nun auch in die Welt hinausrufen und nach unserem ersten Einsatz die freudige Nachricht auf unserer Facebook-Seite verkünden! Die Anteilnahme und der Zuspruch waren überwältigend.

Immer wieder werde ich gefragt, wie es mir emotional gelingt, mit Quedo ein Kinder- und Jugendhospiz zu besuchen. An dieser Stelle möchte ich die Antwort auf diese Frage ein wenig näher beleuchten.

In einigen Kapiteln zuvor bin ich ausführlich auf das Hospiz eingegangen. Die Voraussetzung für die Aufnahme in ein Erwachsenenhospiz ist die Diagnose lebensverkürzende, unheilbare Erkrankung und absehbarer Tod innerhalb der nächsten zwei bis vier Wochen. Darin liegt sicher der Hauptunterschied zum Kinderhospiz.

Kinderhospize sind Einrichtungen für schwer kranke Kinder von der Geburt bis zum 18. Lebensjahr, die an einer unheilbaren Erkrankung mit einer begrenzten Lebenserwartung leiden. Eine kurative Therapie ist nicht mehr möglich und die Diagnostik sollte weitgehend abgeschlossen sein. Die Aufnahme erfolgt als Hospizpflege und/oder als Kurzzeitpflege. Die Aufnahme eines Kindes im Kinderhospiz soll eine Entlastung für die Eltern darstellen, die ihr Kind bisher zu Hause versorgt haben, und dies oft auch nach dem Aufenthalt weiter tun. Das Hospiz soll ihnen Ruhepausen verschaffen, um Kraft tanken zu können.

Kinderhospize gewährleisten eine Rund-um-die-Uhr-Betreuung. Im Gegensatz zu Kinderkliniken ist der Tagesablauf in einem Hospiz nicht generell festgelegt. Für jedes Kind wird der Tag nach den individuellen Vorstellungen und entsprechend der Persönlichkeit gestaltet. An feste Zeiten sind nur die Verabreichung der Medikamente und das Lagern der Patienten gebunden. Besuche der Angehörigen können zu jeder Tageszeit erfolgen. Wenn der Wunsch besteht, können sie auch im Kinderhospiz übernachten.

Das Kinder- und Jugendhospiz Regenbogenland gibt es seit 2004 in Düsseldorf-Gerresheim. Im Jahr 2016 hat der Bau zum Jugendhospiz in direkter Nachbarschaft begonnen. Das ist nötig geworden, da man den Ansprüchen der Jugendlichen und jungen Erwachsenen im Kinderhospiz aufgrund der Altersunterschiede immer schlechter gerecht werden konnte.

Unsere Einsätze im Regenbogenland finden 14-tägig im Wechsel mit einem anderen Team statt. Vor unseren Besuchen mache ich mit Quedo nur einen kurzen Spaziergang zum Lösen, damit er sich seine Kräfte aufspart und motiviert in den Einsatz starten kann. Dass Quedo gepflegt und sauber seinen Dienst antritt, versteht sich von selbst. Wir melden uns bei einer der freundlichen Damen am Empfang an und werden von einer Schwester begrüßt, die uns über die anwesenden Kinder und Jugendlichen, die für die tiergestützte Therapie in Frage kommen, informiert. Meist hat sich nach 14 Tagen die Belegung komplett geändert, was immer wieder auch bedeutet, dass man sich neu auf die jeweiligen Kinder einzustellen hat. Mehr als ein kurzes Feedback über das Krankheitsbild ist meist aufgrund der Zeit nicht möglich.

Neben der Ablehnung der Eltern oder einer Hundehaarallergie des kleinen Patienten kann es immer auch sein, dass die Tagesverfassung eines Kindes schlecht ist und daher die tiergestützte Therapie nicht stattfinden kann.

Am 19. November 2015 hatten wir unseren zweiten Einsatz und das Regenbogenland hieß uns auch offiziell auf seiner Facebook-Seite willkommen:

„Tierischer Besuch im Regenbogenland :) Heute waren Therapiehund Quedo und Stefan Knobel bei uns zu Gast. Über diesen zuckersüßen und sehr lieben Besuch haben sich vor allem unsere Kinder gefreut. Und wir Großen, wir freuen uns, dass wir Quedo in Zukunft regelmäßig begrüßen dürfen. Herzlich willkommen im Regenbogenland!"

Die Mitarbeiter und Pflegekräfte empfingen uns freundlich und Quedo schenkte den Kindern wie den „Großen" wunderbare Momente.

Ohne die Unterstützung der Pflegekräfte wäre das nicht möglich, denn nur sie kennen die Kinder genau und wissen, was welche Reaktionen bedeuten.

Wenige werden nachempfinden können, was diese Zeilen für mich persönlich bedeuten. In meiner Arbeit mit Quedo habe ich bisher viele emotionale Begegnungen erlebt, es waren viele schöne Momente mit strahlenden Gesichtern sowie traurige Augenblicke. Und dennoch habe ich mir nichts mehr gewünscht, als im Kinderhospiz die tiergestützte Therapie anzubieten. Daher freue ich mich, den ein oder anderen Einsatz in diesem Buch verewigen zu können.

WENN WORTE FEHLEN

Quedo hilft Kindern und Jugendlichen dabei, sich zu entspannen

Kurz vor Weihnachten hatten wir unseren letzten Einsatz im Jahr 2015 im Regenbogenland. Die weihnachtliche Stimmung war deutlich in den Räumlichkeiten zu spüren, leise Weihnachtsmusik spielte im Hintergrund. Schon beim Betreten des Gemeinschaftsraums wurden wir von einem Vater freundlich am Frühstückstisch empfangen. Er beschrieb es als wahres Glück, uns beide im Einsatz erleben zu können, da die Familie für ihre Tochter Finja auch über längere Zeit einen Therapiehund zu Hause zu Besuch hatte. Aufgrund anderer Therapien war die tiergestützte Therapie daheim beendet worden.

Als Finja acht Monate alt war, brach die Krankheit aus, die durch einen Gen-Defekt hervorgerufen wurde.

Für die tiergestützte Therapie wechselten wir vom Frühstücksbereich in den Gemeinschaftsraum. Dort liegt immer eine große Matte, die bei vielen Kindern sehr beliebt ist. Sie können bequem darauf liegen und befinden sich mitten im Geschehen. Der Vater fuhr seine Tochter im Rollstuhl Richtung Matte. Dort gab ich Quedo das Kommando, sodass er auf der Matte die Seitenlage einnahm. Finja wurde behutsam von ihrem Vater auf Quedos Bauch gelagert.

Das Mädchen genoss die Wärme und das weiche Fell Quedos, und jede stärkere Bauchbewegung durch Quedos Atmung schien ihr sichtlich zu gefallen.

Die höhere Körpertemperatur des Hundes – die Normaltemperatur liegt bei 39 Grad Celsius – wirkt sich positiv auf die Therapie aus. Das Herzkreislaufsystem des Patienten stabilisiert sich und der Blutdruck und die Herzfrequenz sinken.

Für den Hund bedeutet die Lagerung Arbeit. Quedo schafft es, 30 bis 45 Minuten in der Position ohne große Bewegung liegen zu bleiben. Meine Aufgabe ist es, meinen Hund durch Streicheln in seiner Aufgabe zu bestätigen. Ruckartige Bewegungen könnten die Patienten erschrecken oder sogar zu Verletzungen führen.

Das Lächeln fiel Finja während der tiergestützten Therapie schwer, aber im Inneren schien sie zu strahlen. Ihr Vater und die Pflegekräfte, die Finja gut kennen, bestätigten mir, welch gute Wirkung Quedo auf sie hat. Ihr gesamter Körper wirkte entspannt.

Einen Tag nach dem „Tag der Kinderhospizarbeit" waren wir wieder zum Einsatz im Kinder- und Jugendhospiz Regenbogenland. Der bundesweite „Tag der Kinderhospizarbeit" macht jährlich am 10. Februar auf die Situation von Kindern und Jugendlichen mit lebensverkürzender Erkrankung und deren Familien aufmerksam. Als Zeichen der Verbundenheit hängen die Menschen grüne Bänder der Solidarität an Fenster, Autoantennen oder Bäume. Das gemeinsame Band soll die betroffenen Familien mit Freunden und Unterstützern symbolisch verbinden.

Bei unserem Einsatz lernten wir Dominik kennen. Der junge Mann, der zu Hause selbst einen Hund hat, kam an diesem Tag in den vollen Genuss der tiergestützten Therapie mit Therapiehund Quedo, da ein weiteres Kind kein Interesse zeigte.

Dominik wurde von den Pflegekräften auf die Matte gelegt, damit ein besserer Kontakt mit Quedo zustande kommen konnte. Quedo wurde von mir nach Kontaktaufnahme und der Erklärung, was passieren würde, neben Dominik auf die Matte gelagert, sodass der Junge den direkten Kontakt zu Quedos Fell aufnehmen und seinen Atem sowie die Körperwärme spüren konnte. Dominik und Quedo schauten sich in die Augen und der Hund nahm langsam Leckerlis aus Dominiks Hand entgegen.

Danken möchten wir den Pflegekräften für die Unterstützung, denn ohne ihre Hilfe wären unsere Einsätze nicht möglich.

Quedo hilft Kindern und Jugendlichen beim Hospizaufenthalt

Bei einem weiteren Einsatz lernten wir Christopher im Kinder- und Jugendhospiz kennen. Christopher ist ein aufgeweckter, junger Mann, der gerne auch mal länger schläft. Beim Betreten des Gemeinschaftsraums erfuhren wir, dass Christopher noch nicht lange wach war und sich daher noch im Pflegebad aufhielt, aber schon voller Vorfreude auf Quedo war. Die Entscheidung zwischen Frühstück und Therapiehund Quedo fiel eindeutig aus. Er zog Quedo dem Frühstück vor.

Christopher freute sich, dass Quedo ein großer Hund ist, und erzählte, dass er zu Hause selbst einen Hund hat, der ihm durch den Alltag hilft. Vor Assistenzhunden ziehen wir den Hut, sie machen einen tollen Job und sind für Menschen im Rollstuhl eine große Hilfe im Alltag. Christopher hat große Pläne für seine Zukunft, er möchte sich beruflich mit Computern beschäftigen.

Gemeinsam spielten wir Ball mit Quedo. Christophers Einschränkungen der oberen Extremitäten erschwerten das Streicheln von Quedo. Auf sein Einverständnis gab ich Quedo das Kommando, auf den Schoß des Jungen zu hüpfen, sodass Christopher ihn berühren konnte. Hierbei unterstützte ich den Kontakt durch Leckerli-Gabe, um Christopher länger die Möglichkeit zu geben, Quedo berühren und streicheln zu können.

Was bei Christopher deutlich wird, ist, dass die Einsätze im Kinder- und Jugendhospiz sehr vielfältig sind. Neben der Abwechslung im Alltag gehören bei Jugendlichen wie Christopher auch entlastende Gespräche zu unserem Einsatz.

Quedo lässt Herzenswünsche in Erfüllung gehen

Ende März 2016 trafen wir Alina im Regenbogenland. Alina nahm eine Auszeit von der Werkstatt für angepasste Arbeit und verbrachte eine Ferienwoche im Kinderhospiz. Quedo und Alina kennen sich von verschiedenen Veranstaltungen wie dem Biker4Kids-Korso oder der

Messe Rehacare in Düsseldorf. Alina bezeichnet sich selber als hundeverrückt.

Für diesen Aufenthalt hatte sie es sich gewünscht, Therapiehund Quedo einmal zu treffen, und die Freude, dass es klappte, schien groß zu sein. Es war schön zu hören, welche großen Pläne Alina hat. Zukünftig möchte sie auch ihren Hund, eine Tibet-Terrier-Hündin, zu ihrem eigenen Assistenzhund ausbilden. Die Aufgaben wie Sitz- oder Platzzeichen klappen bei Quedo inzwischen schon wunderbar. Alina ist mittlerweile eine gute Freundin geworden. Auch zu ihrer Mutter besteht Kontakt, daher ist der Einsatz im Regenbogenland schon fast wie ein Treffen mit Freunden. Wir plaudern stets locker miteinander, während sie Quedo streichelt. Das Gespräch ist ein wichtiger Bestandteil unserer Arbeit. Man sagt auch, dass der Hund als sozialer Katalysator und Eisbrecher wirkt.

Facebook verbindet ...

Seit August 2015 bin ich bei Facebook mit Dieter befreundet und verfolge mit Freude, was für eine herzliche Familie er hat. Gerade auch die Bruderliebe der beiden Söhne zu sehen, ist einfach wunderbar.

Noch vor einigen Jahren konnte der jetzt 13-jährige Florian ein normales Leben führen. Inzwischen ist er auf einen Rollstuhl und ständige Pflege angewiesen, denn Florian leidet an der extrem seltenen Nervenkrankheit MLD. Bisher kann nichts den damit einhergehenden rapiden geistigen und körperlichen Verfall bremsen, denn viele Studien stecken noch in den Kinderschuhen. Bekannt ist MLD seit 2001. Häufig wird die Krankheit bei der Diagnose mit ALS verwechselt, präventive Behandlungsmaßnahmen scheiden dann aus. Den Erkrankten fehlt das Enzym Arylsulfatase A. Ohne dieses nimmt die Myelinschicht um die Nerven Schaden, die Kommunikation zwischen den Gehirnhälften und dem Nervensystem ist gestört.

Was mit Gangunsicherheit, Sprachschwierigkeiten und Lähmungen beginnt, endet – wie im Fall von Florian – mit vollständiger Hilfsbedürftigkeit.

An einem Wochenende hatte ich erfahren, dass sich Florian bis zum darauffolgenden Dienstag noch im Kinder- und Jugendhospiz Regenbogenland befand. Unser nächster Termin im Regenbogenland sollte aber leider erst am Donnerstag stattfinden, was sein Vater wie ich im Gespräch sehr bedauerten. Neben verschiedenen Terminen konnte ich es doch noch ermöglichen, Florian nach Absprache mit Herrn Wiesner, dem Geschäftsführer und Pflegedienstleiter, im Regenbogenland zu besuchen und kennenzulernen. Nachdem Florian von Schwester Alina auf die Matratze in seinem Zimmer gelegt worden war, konnte er Quedo ganz nah bei sich spüren. Das Lachen des zufriedenen und fröhlichen Jungen wirkte ansteckend. Es war mir eine Freude, Florian eine halbe Stunde meiner freien Zeit zu widmen.

Quedo sorgt für Freude und Abwechslung bei den Jugendlichen

Beim Besuch Ende Mai wurden wir bereits auf dem Gehweg von einer Mitarbeiterin begrüßt. Sie erzählte, dass Mason schon den ganzen Morgen auf Quedo wartete.

Als wir den Gemeinschaftsraum betraten, saß der junge Mann gerade beim Frühstück. Wir gaben ihm die Zeit, dieses noch zu beenden. Lange ließ er aber nicht auf sich warten. Schnell setzte sich Mason aus seinem Rollstuhl auf den Boden und genoss die Zuwendung Quedos.

Es war an diesem Morgen recht warm, die Sonne schien ins Atrium, zwar gemildert durch einen Sonnenschutz, aber dennoch deutlich an den Temperaturen spürbar. Unermüdlich warf Mason für Therapiehund Quedo den Ball, der das Spielzeug immer wieder brav zurückbrachte.

Die Aufgabe des Therapiehundeführers ist es, auf die Gesundheit seines Hundes zu achten. Auch wenn es mir schwerfiel, das freudige Werfen des jungen Mannes zu unterbrechen, musste ich meinen nun doch schon langsamer werdenden Hund, der immer wieder das bereitgestellte Wasser aufsuchte, schützen. Um Quedo eine Ruhephase zu gönnen und ihn nicht zu überfordern, beendeten wir das Ballwerfen. In diesem Fall gibt es immer noch verschiedene Methoden, die einem zur Verfügung stehen, bei denen Quedo nicht direkt im Einsatz ist. Aus meiner Einsatztasche holte ich ein selbst zusammengestelltes Fotobuch und wir schauten uns abschließend Fotos von Quedos Werdegang an.

Quedo und ein Wiedersehen mit großer Freude

Bereits auf dem Weg zum Regenbogenland wurden wir freudigst von einem Mädchen empfangen, das uns schon erwartet hatte: die Schwester von Eva, einem kleinen Mädchen, mit dem wir bereits gearbeitet hatten. Eva war auch bei unseren Aufnahmen von CenterTV, einem Lokalfernsehsender, mit dabei. Eva ist zwei Jahre alt und leidet an einer seltenen Krankheit: dem unheilbaren Gendefekt „Undinesyndrom". Bei dieser Behinderung steuert das Gehirn die CO_2-Regulation nicht, worauf Eva im Schlaf sowie bei Erkältungen oder z. B. nach Stürzen nicht atmen kann. Daher ist eine invasive Beatmung lebensnotwendig. Auch während des Tages kann bei der kleinen Eva jederzeit die Atmung aussetzen. Unvorstellbar, welche Verantwortung das für die Eltern und Pflegekräfte bedeutet. Gerne hätte ich bei unserem ersten Aufeinandertreffen Eva auf Quedo zur Entspannung gelagert, was durch ihre Krankheit und die Gefahr, durch die Entspannung einzuschlafen, nicht möglich war.

Im Gemeinschaftsraum kam Eva strahlend auf Therapiehund Quedo zu und konnte daraufhin auch nicht mehr von ihm lassen. Quedo wurde geknuddelt, umarmt und geküsst. Besondere Freude hat die Kleine bis heute an den bunten Bällen. Sie wirft sie dann nacheinander für Quedo, der sie brav zurückbringt und Eva sanft und vorsichtig übergibt.

14

Einmal im Leben ein Tier spüren

Es war Montag, der 25. Juli 2016, als ich um 9:30 Uhr gerade von unserer Morgenrunde wieder nach Hause kam und einen Anruf des Kinderhospizes Regenbogenland erhielt. Die Pflegeschwester berichtete, dass sie ein sogenanntes finales Kind, also ein Kind, das wahrscheinlich kurz vor dem Sterben steht, im Haus hätten, das die meiste Zeit seines jungen Lebens in der Klinik verbracht habe und noch nie einem Tier begegnet sei. Die Eltern äußerten den Wunsch, dass ihr Sohn wenigstens einmal noch den Kontakt mit einem Tier erleben könne. Da Quedo so ein ruhiger Hund ist, fragte mich die Schwester, ob es möglich sei, kurzfristig einen Termin einzuschieben. Ich hatte frei an dem Tag und sagte daher gerne zu.

Es beschäftigten mich in diesem Moment zwei Punkte. Ich fühlte mich geehrt und war auch ein wenig stolz, dass Quedo für diese Aufgabe ausgewählt worden war. Andererseits war es seit unseren Einsätzen im Kinderhospiz das erste finale Kind. Ich wurde sehr emotional. Das zeigt sich bei mir immer daran, dass ich mir dann besonders traurige Musik anhöre.

In der Vorbereitung auf unseren Einsatz bürstete ich Quedo noch einmal durch und schnitt sein Fell an den

Pfoten etwas weg. So sah er gepflegter aus.

Dann machten wir uns auf den Weg. Angekommen im Kinderhospiz Regenbogenland, ließ ich mir von der Bezugspflegeschwester noch etwas über den Zustand des Jungen berichten. Sie sagte mir, Daniiel sei einer der beiden Söhne russischer Eltern, nur sein Bruder spreche etwas Deutsch. Daniiel war zu diesem Zeitpunkt dreieinhalb Jahre jung und hatte bisher die meiste Zeit seines Lebens in Kliniken verbracht. In Begleitung der Schwester betraten wir mit desinfizierten Händen und Laken, um das Bett für Quedo abzudecken, das Zimmer. Der ältere Bruder saß auf der Couch, während Daniiel im Arm seiner Mutter auf dem Bett lag. Der Vater kam etwas später dazu. Daniiel, ein hagerer Junge, wurde von seiner Mutter eine Spuckschale vor seinen Mund gehalten. Es ging ihm sehr schlecht. Ich begrüßte die Familie und wandte mich an Daniiel. Er sah ängstlich aus. Die Kommunikation gestaltete sich schwierig, da nur der Bruder Deutsch sprach.

Kurz bevor wir mit der Therapie begannen, musste Daniiel sich erbrechen. Die Pflegeschwester erkundigte sich nach der Farbe des Erbrochenen. Es war eine dunkle Flüssigkeit.

Ich versuchte Kontakt über Quedo zu Daniiel herzustellen, was nicht ganz leicht war, da Daniiel sehr weit entfernt saß. Ich fragte über den Bruder an, ob es okay sei, wenn wir Quedo auf ein Laken auf das Bett legten, sodass Daniiel eine bessere Möglichkeit hätte, Kontakt zum Hund aufzunehmen. Das lehnte Daniiel ab. Es zeigte sich, dass der Junge Quedo, dem ersten Hund bzw. Tier überhaupt, dem er begegnete, Respekt und vielleicht sogar Angst entgegenbrachte. Auf ein Laken auf dem Bett legte Quedo lieb seinen Kopf nieder und die Eltern versuchten gemeinsam, dem Jungen die Angst zu nehmen und streichelten Quedo. Das Heranführen der Hand des Jungen zu Quedo hatte eher Rückzug und Verweigerung zur Folge. Schließlich legte Daniiel seinen Kopf nieder und schloss seine Augen. Er schien müde und geschafft zu sein.

Wir brachen an dieser Stelle den Einsatz ab. Die Zuwendung zum Hund kann niemals erzwungen werden. Die Eltern entschuldigten sich, was aber wirklich nicht nötig war. Sie hatten für ihren Jungen etwas Wunderbares getan, indem sie es ihm in seinem kurzen Leben nicht vorenthalten haben, Kontakt zu einem Tier zu bekommen. Auch wenn Daniiel vielleicht nicht die gewünschte Reaktion gezeigt hatte, weiß man nicht, was er wirklich für sich mitnahm.

Das sind die Momente, die einem aufzeigen, wie wichtig Einrichtungen wie das Kinderhospiz sind. Hier erhalten die Kinder und die Eltern die Unterstützung, die sie in den schwersten Stunden brauchen.

Es ehrt mich bis heute, ja, es macht mich stolz, für den Einsatz im Finalstadium gerufen worden zu sein.

15

Ein paar abschließende Gedanken

Ich hoffe, mit meinem Buch einen kleinen Einblick in die Arbeit eines geprüften Therapiehundeteams gegeben zu haben. Allen, die jetzt ebenso meinen, mit ihrem Hund in den Einsatz gehen zu wollen, möchte ich sehr ans Herz legen, sich einen vertrauensvollen Träger zu suchen und eine Ausbildung in der tiergestützten Therapie zu absolvieren. Finger weg von Hundeschulen, die der Überzeugung sind, innerhalb weniger Stunden ein Therapiehundeteam ausbilden zu können. Das ist reine Geldmacherei und unverantwortlich. Wie wichtig die Ausbildung beim DATB e. V. für uns gewesen ist, hoffe ich, mit meinem Buch deutlich gemacht zu haben. Die Ausbildung zum Therapiehundeteam ist immer noch nicht staatlich anerkannt und auch weiterhin werden die Kosten für die Einsätze nicht von den Krankenkassen übernommen. Beides können wir nur dann erreichen, wenn wir auf Ausbildungen mit Qualitätsstandards achten und eine qualitativ gute Arbeit abliefern.

Quedo ist während des Schreibens des Buches sechs Jahre alt geworden. Für einen Golden Retriever ein gutes Alter und als „normaler Familienhund“ würde man sich sicher auch noch keine Gedanken über einen Nachfolger machen, da die Lebenserwartung bei Golden Retrievern bei

12 bis 15 Jahren liegt. Für einen Therapiehund im Einsatz sieht das allerdings anders aus. Wenn ich weiterhin in der tiergestützten Therapie arbeiten möchte, sollte in zwei Jahren bereits ein Welpe als Nachfolger ins Haus kommen. Quedo wird mit acht Jahren noch voll im Einsatz sein, allerdings dauert die Ausbildung eines Welpen zum Therapiehund zwei bis drei Jahre und mit elf Jahren wird Quedo aufgrund der hohen Anforderungen sicher nicht mehr jeden Einsatz mit Freude durchführen können und deshalb seinen verdienten Ruhestand antreten.

Es ist unbeschreiblich, was wir, Quedo und ich, im Therapiehundeteam bisher erreicht haben, und ich freue mich auf noch viele gemeinsame Jahre mit tollen Projekten und emotionalen Momenten. Der Gedanke, dass dieser Engel auf vier Pfoten nicht ewig an meiner Seite sein wird, ist schwer zu begreifen.

Deshalb freut es mich umso mehr, mit diesem Buch eine Erinnerung an unsere gemeinsame Arbeit geschaffen zu haben.

Danke

Ich möchte mich bei allen bedanken, die mich auf meinem bisherigen Weg im Therapiehundeteam begleitet und mich bei der Verwirklichung meines Buches unterstützt haben. Dem Dogs&Jobs-Verlag, speziell Frau Rabea Calanta, die mich beim Schreiben begleitet hat, danke ich für die unkomplizierte Zusammenarbeit.

Ein besonderer Dank gilt

- der Züchterin Frau Steiner für einen wunderbaren Hund, denn es hätte keinen besseren Welpen als Quedo für diese Arbeit geben können,
- Filiz Erfurt, die mich beim Training mit Quedo in Einzelstunden neben der Hundeschule beim DRC e. V. sehr unterstützt hat,
- dem Verein DATB e. V. für die Ausbildung zum geprüften Therapiehundeteam,
- Dr. Clauder für das Sponsoring und die Unterstützung im sozialen Netzwerk,
- jedem einzelnen Menschen, den wir in den letzten Jahren begleitet haben, für die emotionalen Momente, den Eltern und Betreuern für das Vertrauen in unsere Arbeit und die Freigaben zur Fotoveröffentlichung,
- Quedo für all die schönen Momente privat sowie im

tiergestützten Einsatz und

- meinem Freund für all die Unterstützung beim Projekt „Ausbildung zum Therapiehundeteam“.

Über den Autor

Stefan Knobel (Jahrgang 1975) arbeitet seit 2012 im geprüften Therapiehundeteam. Die Ausbildung hat Stefan Knobel beim DATB e. V., Deutscher Ausbildungsverein für Therapie- und Behindertenbegleithunde, absolviert.

Während des Studiums der Sozialpädagogik an der Fachhochschule Köln hat der Sozialpädagoge die ersten Erfahrungen mit einem Hospiz sammeln können und seine Diplomarbeit über das Thema Hospizarbeit geschrieben.

Seine therapeutischen Arbeitsbereiche sind:

- Demenz-Patienten und andere Senioren zu Hause sowie im Altenheim
- Kinder und Jugendliche im Kinderhospiz
- Patienten mit einer palliativen wie hospizlichen Versorgung zu Hause sowie im Hospiz
- Kinder und Jugendliche mit geistiger Behinderung sowie Autisten oder Epileptiker
- Kinder wie Erwachsene mit Hundephobie

Nach mehreren Jahren der Arbeit in der Behindertenhilfe in einem Kinder- und Jugendwohnhaus und einem Jahr im Sozialen Dienst in einem Seniorenheim arbeitet der Sozialpädagoge seit 2015 hauptberuflich in der

Ambulanten Behindertenhilfe im Betreuten Wohnen in Düsseldorf.

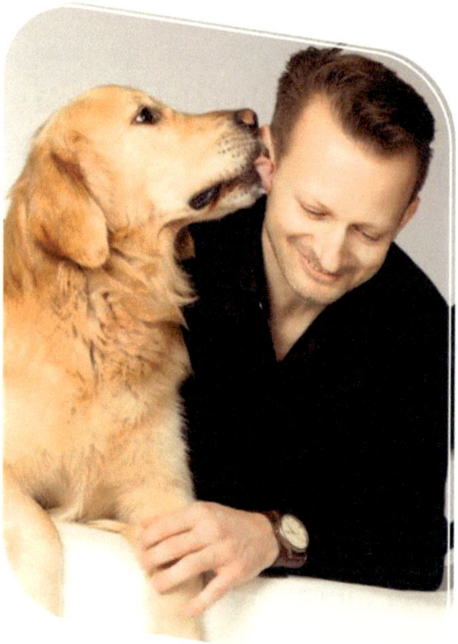